DER MENSCHLICHE ROTE BLUTFARBSTOFF
BEI FETUS UND REIFEM ORGANISMUS

EIGENSCHAFTEN, DIFFERENZEN UND IHRE KLINISCHE BEDEUTUNG

VON

DOZENT DR. KLAUS BETKE

MIT 35 ABBILDUNGEN

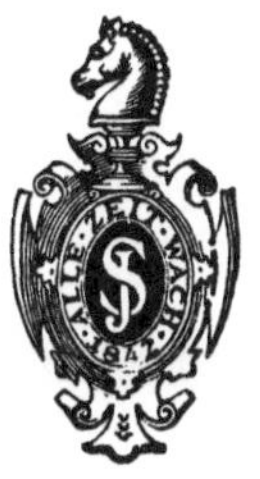

SPRINGER-VERLAG
BERLIN · GÖTTINGEN · HEIDELBERG
1954

ISBN-13: 978-3-540-01781-3 e-ISBN-13: 978-3-642-49177-1
DOI: 10.1007/978-3-642-49177-1

ALLE RECHTE, INSBESONDERE DAS DER ÜBERSETZUNG
IN FREMDE SPRACHEN, VORBEHALTEN

OHNE AUSDRÜCKLICHE GENEHMIGUNG DES VERLAGES IST ES AUCH NICHT GESTATTET, DIESES BUCH ODER TEILE DARAUS AUF PHOTOMECHANISCHEM WEGE (PHOTOKOPIE, MIKROKOPIE) ZU VERVIELFÄLTIGEN

COPYRIGHT 1954 BY SPRINGER-VERLAG OHG.
SOFTCOVER REPRINT OF THE HARDCOVER 1ST EDITION 1954
BERLIN . GÖTTINGEN . HEIDELBERG

BRÜHLSCHE UNIVERSITÄTSDRUCKEREI GIESSEN

Vorwort.

Die hier vorgelegte Abhandlung geht auf eine klinische Fragestellung zurück: Was hat es mit dem fetalen Hämoglobin auf sich? Der Autor hat sich in der Ausführung bemüht, den Gesichtspunkten der verschiedenen am Hämoglobin interessierten Disziplinen — der Physiologie, der physiologischen und der physikalischen Chemie — in gleicher Weise wie den klinischen Belangen gerecht zu werden und er hat sich weiter bemüht, eine möglichst auch allgemein verständliche abgerundete Darstellung zu geben. Im Hinblick auf das zunehmende Interesse für *abartige menschliche Hämoglobine* ist die Abhandlung als eine Basis gedacht, die über das Auskunft geben soll, was zur Zeit über die beiden *normalen menschlichen Hämoglobine*, das fetale und das bleibende, bekannt ist.

Zu einem Teil beruhen die Ausführungen auf eigenen, seit 5 Jahren betriebenen Untersuchungen. Meinem hochverehrten Lehrer, Herrn Prof. Dr. W. Keller, möchte ich aus vollem Herzen danken für das große Interesse, das er meinen Arbeiten entgegenbrachte, und für die gewährte großzügige Unterstützung, soweit sie überhaupt im Rahmen der der Klinik verfügbaren bescheidenen Mittel möglich war. Herrn Prof. Dr. R. Mecke, Direktor des physikalisch-chemischen Instituts der Universität Freiburg, bin ich dafür verpflichtet, daß er mir die Möglichkeit verschaffte, an den Spektrophotometern seines Instituts zu arbeiten. Für die laufende Überlassung des unentbehrlichen Nabelschnurblutes danke ich Herrn Prof. Dr. W. Wolf, Direktor der Universitäts-Frauenklinik Freiburg. Nicht vergessen möchte ich, daß meine ersten Untersuchungen nur dadurch ermöglicht wurden, daß mir seinerzeit Herr Prof. Dr. F. May, Direktor des physiol.-chemischen Instituts in Erlangen, in dankenswerter Weise einen Arbeitsplatz in seinem Institut zur Verfügung stellte. Herrn Prof. Dr. R. Dyroff, Direktor der Universitäts-Frauenklinik Erlangen, verdanke ich die Überlassung des Nabelschnurblutes für diese ersten Studien.

Dem Springer-Verlag danke ich für die Drucklegung und das dabei bewiesene verständnisvolle Eingehen auf alle meine Wünsche. Fräulein Dr. I. Greinacher war mir eine wertvolle Hilfe bei der Durchsicht der Korrekturen.

Freiburg, Universitäts-Kinderklinik, Dezember 1953.

Klaus Betke.

Inhaltsübersicht.

Einleitung.

Die ersten drei Monate des extrauterinen Lebens stellen einen Lebensabschnitt dar, der physiologisch und pathophysiologisch eine Anzahl Eigentümlichkeiten aufweist. Für den Kinderkliniker ist vor allem der zweite Punkt von Bedeutung, indem die Reaktionsweise dieser jungen Kinder auf Umwelteinflüsse, wie die Ernährung, und bei verschiedensten Krankheitszuständen eine andere ist als in späteren Lebensabschnitten. MORO prägte den Begriff des 1. Trimenon als einer besonderen Lebensperiode auf Grund klinischer Beobachtungen und Erfahrungen.

Eine physiologische Besonderheit ist, daß in diesen Wochen der aus dem Fetalleben mitgebrachte Bestand an andersartigem, sog. fetalem Blutfarbstoff gegen Blutfarbstoff ausgetauscht wird, der dem des Erwachsenen entspricht. Dieser Vorgang läuft bei jedem Kind gesetzmäßig ab, und es war naheliegend, ihn mit gewissen klinisch bemerkenswerten Erscheinungen in Verbindung zu bringen. Das gilt vor allem für die bei jedem Säugling in der gleichen Zeit sich entwickelnde Anämisierung: die Trimenonanämie, bei Frühgeburten besonders stark ausgeprägt als Frühgeburtenanämie. Solange fetales Hämoglobin in nennenswerter Menge im Kreislauf vorhanden ist, übersteigt der Blutabbau die Regeneration, mit seinem Verschwinden steigen die Erythrocytenzahlen wieder an. Welches aber die Ursachen dieses Verhaltens sind, und ob der zeitlichen Koinzidenz ein kausaler Zusammenhang entspricht, ist unklar. — Ein anderes interessantes Phänomen ist die Bereitschaft, mit der junge Säuglinge an Methämoglobinämien erkranken. Anilinhaltige Stempelfarben (Windelstempel) und nitrathaltiges Brunnenwasser, das zur Verdünnung der Milchmischungen benutzt wird, sind die wichtigsten Ursachen. Auch hier könnte man u. a. an eine besondere Empfindlichkeit des fetalen Blutfarbstoffes gegenüber methämoglobinbildenden Substanzen denken.

Die Trimenonanämie, die Frühgeburtenanämie, die Neigung junger Säuglinge zu Methämoglobinämien sind zweifellos komplexe Phänomene und haben vielfältige Wurzeln. Trotz einer großen Zahl von Untersuchungen und Beobachtungen konnte ihre Pathogenese bisher nicht befriedigend geklärt werden. Man wird diese Fragen nur dann mit einiger Aussicht auf Erfolg angehen können, wenn man vorerst systematisch jede der überhaupt in Frage kommenden Komponenten für sich untersucht. Hierzu gehört als Grundlage eine Untersuchung des fetalen Blutfarbstoffes. Welche Eigenschaften hat er, inwiefern differiert er vom Blutfarbstoff des postfetalen Lebens, und geben diese Differenzen Anhaltspunkte für eine Erklärung der klinischen Erscheinungen?

Die Prüfung zahlreicher physiologisch-chemischer und physikalisch-chemischer Daten mag als Aufwand erscheinen, der im Hinblick auf eine klinische Verwertbarkeit übertrieben ist. Da man aber nicht weiß, was es z. B. mit der Trimenonanämisierung auf sich hat, kann man nicht in praktisch wichtig und praktisch unwichtig scheiden. Man kann nicht die Bedeutung des fetalen Hämoglobins für die klinischen Phänomene diskutieren, wenn man es nicht oder nur unvollkommen kennt. Eine differenzierte Kenntnis der physikalischen und chemischen Eigenschaften ist zudem aus anderen Gründen wünschenswert. In neuerer Zeit sind verschiedentlich bei Blutkrankheiten abnorme Hämoglobine festgestellt worden, die einige gemeinsame Eigenschaften mit dem fetalen Hämoglobin haben; sie sind z. B. wie es alkaliresistent. Handelt es sich hier tatsächlich um fetales Hämoglobin? Zur Entscheidung dieser Frage braucht man Kriterien.

Seit der Entdeckung, daß der fetale Blutfarbstoff etwas anderes ist als der des Erwachsenen, also seit 1910, sind zahlreiche Veröffentlichungen zu diesem Thema erschienen. Eine große Zahl von Befunden findet sich weit verstreut in der Weltliteratur. Zusammenfassende Darstellungen existieren nicht, abgesehen von kleineren Übersichten, wie die von KENDREW, die von LECKS und WOLMAN und die von SCHAPIRA und KRUH. Es liegt in der Natur derartiger kleinerer Darstellungen, daß sie einerseits wohl den Interessierten rasch über das informieren, was man weiß, daß sie andererseits aber nicht über alles referieren können, was bisher auf dem Gebiet gearbeitet wurde. Dem, der sich intensiver mit der Materie befassen möchte, bleibt ein mühsames und zeitraubendes Literaturstudium nicht erspart, wie sich im Verlauf eigener, jetzt seit 5 Jahren betriebener Untersuchungen immer wieder herausstellte. Um derartige Arbeiten zu erleichtern, wäre also eine umfassende Übersicht recht wünschenswert. Die vorliegende Monographie stellt einen Versuch dar, diesen Wunsch zu erfüllen.

Eine Darstellung der Eigenschaften des fetalen Blutfarbstoffes ist nur dann von Wert, wenn man die des bleibenden Blutfarbstoffes danebenstellt, um etwaige Differenzen kenntlich zu machen. Auf diese Weise wurden auch die Eigenschaften des bleibenden Blutfarbstoffes besprochen, aber, wie sich von selbst versteht, unter einem anderen Gesichtswinkel, als es sonst in Abhandlungen über den Blutfarbstoff geschieht. Es war unnötig, auf eine Reihe den Blutfarbstoff als solchen betreffende Fragen einzugehen, wie z. B. auf die Hämin- und Porphyrinchemie, weil sie für die beiden Blutfarbstoffe gleich sind. Für diese Grundlagen gibt es zudem eine Reihe ausgezeichneter Darstellungen (*48*, *91*, *170*, *231*). Eine Sache aus einer anderen als der gewohnten Perspektive zu betrachten, gibt oft neue Aufschlüsse, und so hoffe ich, daß auch für die Vorstellungen über den bleibenden Blutfarbstoff hie und da ein Gewinn gebucht werden kann.

Ursprünglich war geplant, auch den Muskelfarbstoff mit in die Abhandlung hineinzubringen. An sich ist durchaus zu erwarten, daß auch der Muskelfarbstoff Differenzen bei Fetus und reifem Organismus aufweist. Außer einer Veröffentlichung von JONXIS und WADMAN gibt es aber vorerst noch keine Unterlagen hierfür, so daß eine Diskussion dieser Frage verfrüht wäre. Es wurde daher auf die Besprechung verzichtet. Als Ausgangspunkt für daran Interessierte darf auf die neue Monographie von BJÖRK verwiesen werden.

A. Allgemeines.

I. Hämoglobintypen und Hämoglobinfraktionen.

Daß der Blutfarbstoff verschiedener Tierspecies nicht der gleiche ist, wußte man schon vor 100 Jahren. FUNKE und KUNDE schlossen 1852 unabhängig voneinander aus ihren Kristallisationsstudien auf Speciesdifferenzen, und zwar weniger auf Grund der mannigfachen äußeren Kristallformen, die, wie sie sehr wohl wußten, von verschiedensten Zufälligkeiten abhängen konnten, sondern auf Grund der Tatsache, daß sich die Kristalle verschieden leicht bildeten und auch verschieden leicht wieder in Lösung bringen ließen. Mit der Entwicklung der Kristallographie konnten bald auch Speciesdifferenzen aus der Kristallstruktur nachgewiesen werden. Die rasch anwachsende Literatur auf diesem Gebiet weist als Hauptwerke die Monographie von PREYER (1871) und später die erschöpfende Darstellung von REICHERT und BROWN (1909) auf. Es dauerte aber bis 1923, ehe die Differenz der Kristallstruktur von fetalem und Erwachsenenhämoglobin beim Menschen gefunden wurde (AMANTEA).

In der Zwischenzeit waren auch auf anderem Wege Speciesdifferenzen festgestellt worden. KÖRBER wies 1866 nach, daß Blutfarbstoff verschiedener Tiere verschieden rasch durch Alkali und durch Essigsäure zu denaturieren ist. Seine Befunde wurden 1888 von v. KRÜGER bestätigt und ergänzt. Mit dieser Methode stellte WAKULENKO, ein Schüler von v. KRÜGER, 1910 fest, daß Blutfarbstoff aus Nabelschnurblut erheblich von dem Erwachsener differiert, indem er wesentlich resistenter gegen Natronlauge als dieser ist. Es findet sich übrigens schon in der Arbeit von KÖRBER ein Befund über Placentarblut (gewonnen durch Einschnitte in das Placentargewebe), nach dem diesem eine erhöhte Resistenz zukommt. Die Tragweite des Befundes ist aber erst durch WAKULENKO herausgestellt worden. Wenn es auch weitere 15 Jahre dauerte, bis der nächste Untersucher die Frage aufgriff, erwies sich diese Methode als außerordentlich fruchtbar, indem vom Jahre 1925 an in rascher Folge wertvolle Befunde erhoben wurden. Die Differenz zwischen fetalem und bleibendem Blutfarbstoff beim Menschen wurde bestätigt (*74*, *87*, *218*, *529*, *555*), Differenzen zwischen fetalem und bleibendem Blutfarbstoff bei Tieren untersucht (*75*, *87a*, *242*), das Vorkommen des fetalen Blutfarbstoffes im extrauterinen Leben aufgeklärt (*74*, *275*, *306*, *562*), weitere Speciesdifferenzen bei Tieren festgestellt (*75*, *87a*, *242*, *313*, *363*, *424*, *565*) und Versuche unternommen, Blutfarbstoffdifferenzen bei Krankheitszuständen herauszustellen (*76*, *314*, *315*, *326*, *555*).

Diese Untersuchungen bekamen ihre besondere Bedeutung dadurch, daß seit 1912 auch funktionelle Differenzen des Blutes verschiedener Species bekannt waren. Douglas, Haldane und Haldane stellten damals eine verschiedene Sauerstoffaffinität zwischen Mäuse- und Menschenblut fest. Nach ersten Untersuchungen von Huggett an Ziegen entdeckten Haselhorst und Stromberger 1930/31 gelegentlich von Kaiserschnittoperationen, daß die Sauerstoffdissoziationskurve des menschlichen Fetus links von der der Mutter liege, d. h. daß sein Blut eine höhere Sauerstoffaffinität besitze. Barcroft konnte mit seinen Mitarbeitern diese Befunde in experimentellen Untersuchungen an Ziegen bestätigen und kam aus seinen Befunden zu dem Schluß, daß diese Differenz der Sauerstoffaffinität durch ein besonderes fetales Hämoglobin bedingt sein müsse (*36*, *37*, *39*). Ausgedehnte Nachprüfungen an verschiedenen Tieren und beim Menschen brachten eine Fülle von Material, aus dem einerseits die Speciesspezifität der O_2-Dissoziationskurven bei verschiedenen Tieren (*428*), andererseits Differenzen der O_2-Bindungsintensität zwischen Fetus und reifem Organismus immer erneut herausgestellt wurden (s. S. 56).

Schon früh waren Versuche unternommen worden, Speciesdifferenzen auf analytisch-chemischem Wege zu realisieren. Jaquet brachte 1888 den Nachweis eines verschiedenen Schwefelgehaltes bei Hunde- und Pferdeblut. Valer führte 1927 gleichartige Untersuchungen bei Katze, Rind, Hund und Pferd durch und fand ebenfalls Differenzen des Schwefelgehalts. Untersuchungen der Aminosäurenzusammensetzung ergaben 1930 Schenk Speciesdifferenzen beim Tier, außerdem aber auch solche bei Nabelschnur- und Erwachsenenblutfarbstoff des Menschen. Die verfeinerten modernen Methoden der Aminosäurenbestimmung haben diese Ergebnisse mehrfach bestätigt (s. S. 18).

Es würde an dieser Stelle zu weit führen, historisch zu entwickeln, mit welchen Methoden sonst noch Differenzen der Tierspecies und Differenzen zwischen Fetus und Erwachsenem festgestellt wurden. Praktisch ergab jede Methode, die in irgendeiner Form den Eiweißanteil des Blutfarbstoffes prüfte, positive Befunde. An physikalisch-chemischen Eigenschaften sei hier die Löslichkeit in konzentrierten Salzlösungen (S. 31), die Ausbreitungsgeschwindigkeit monomolekularer Filme

(S. 37), die Wärmestabilität (S. 50), die Adsorption an Aluminiumhydroxyd (S. 39), das Verhalten bei der Elektrophorese (S. 35) und der Papierchromatographie (S. 40), die Ultraviolettabsorption (S. 21), die optische Aktivität (*505*), die Lichtbrechung (*492*) angeführt; an biologisch interessierenden Reaktionsweisen die Oxydationsfähigkeit (S. 66) und die peroxydatische Aktivität (S. 80). Als besonders empfindlicher Spezifitätstest sei noch die serologische Prüfung nach Gewinnung von Antiseren genannt (S. 51), 1901 erstmals von LEBLANC angegeben, 1940 von DARROW und Mitarb. auf die Differenzierung von fetalem und bleibendem Hämoglobin angewendet. — Auf der anderen Seite ergaben alle Prüfungen der prosthetischen Gruppe — die Untersuchung der Hämine (*218*), der Sauerstoffkapazität (*96*, *398*, *409*), des sichtbaren Spektralbereichs (*96*, *104*), des Eisengehalts (*267*, *371*, *531*) — praktisch Identität.

Aus der Fülle der Befunde lassen sich zwei Folgerungen mit Sicherheit ableiten: 1. Die Hämoglobine verschiedener Tierspecies differieren voneinander, 2. innerhalb einer Species unterscheidet sich das Hämoglobin des Fetalkreislaufs eindeutig von dem des reifen Organismus. Man ist berechtigt, von verschiedenen Hämoglobinen oder Hämoglobinarten oder Hämoglobintypen zu sprechen. Der letzte Ausdruck ist am meisten eingebürgert.

Es war natürlich, daß bald geprüft wurde, ob denn das Hämoglobin eines einzelnen Individuums ein homogener Körper sei. Ausgelöst wurde die Diskussion durch BOHR, der 1892 aus seinen Untersuchungen folgerte, daß der Blutfarbstoff eines Individuums ein Gemisch aus mehreren Hämoglobinen verschiedener O_2-Bindungskapazität und verschiedenen Eisengehalts sei. Es stellte sich heraus, daß BOHR durch Denaturierungsvorgänge bei der Aufarbeitung seiner Hämoglobinpräparate getäuscht worden war. Sowohl der Eisengehalt wie die Sauerstoffkapazität wurde in vielen eingehenden Untersuchungen als für alle Hämoglobintypen identisch gefunden. 1931 wurde die Frage von GEIGER erneut angeschnitten, der durch Kataphorese im Blut erwachsener Rinder, gelegentlich auch im Blut erwachsener Menschen 2 Hämoglobine trennte. BARCROFT hielt diese Produkte für Artefakte (*36*). 1934 fanden dann aber BRINKMAN und Mitarb., daß bei der Alkalidenaturierung von Erwachsenenhämoglobin der zeitliche Ablauf der Reaktion sich so darstellte, als ob er aus zwei monomolekularen Reaktionen zusammengesetzt sei (*86*). Daraus schlossen sie auf 2 Hämoglobine, die verschieden alkaliempfindlich seien. Diese Eigenart des Ablaufs der Denaturierung wurde mehrfach bestätigt (*57*, *424*, *550*). Durch mathematische Analyse der Denaturierungskurven des Blutes junger Säuglinge konnte festgestellt werden, daß diese hypothetischen 2 Hämoglobine bereits bei Neugeborenen neben dem fetalen Hämoglobin vorhanden sind (*57*). So schien sich als Gesamtbild zu ergeben, daß der Mensch über 3 Hämoglobine verfügt: eines gehört dem Fetalleben zu, die beiden anderen dem postfetalen. Perinatal besteht eine Übergangsperiode, in der alle 3 Hämoglobine gleichzeitig vorhanden sind.

Zu ähnliche Ergebnissen waren ROCHE und Mitarb. 1941 auf Grund von Fällungskurven in Salzlösungen von stufenweise ansteigenden Konzentrationen gekommen. Nach ihren letzten Ergebnissen fordern sie 3 verschiedene Hämoglobine des Fetus (f_1, f_2, f_3) und 3 verschiedene Hämoglobine des Erwachsenen (O, a_1, a_2) (*453, 457*). Noch weiter konnte PONDER papierchromatographisch differenzieren: Hier stellten sich in Lösungen von Erwachsenenhämoglobin mindestens 4 verschiedene Komponenten dar (*416*).

Weitere wichtige Argumente für eine Inhomogenität des Hämoglobin eines erwachsenen Organismus erbrachte die Arbeitsgruppe um SCHAPIRA. Durch Injektion von Fe^{59} wurde beim erwachsenen Kaninchen ein Teil des Blutfarbstoffs markiert. Wurde der Blutfarbstoff dann durch Alkali, Elektrophorese oder Chromatographie in 2 Portionen fraktioniert, differierte die Radioaktivität dieser Fraktionen. Besonders stark war das der Fall, wenn das Tier sich (nach vorbereitendem Blutentzug) im Stadium einer stärkeren Blutregeneration befand. Das Verhältnis der spezifischen Aktivität der Fraktionen war im günstigsten Fall etwa wie 1:1,75 (*318*).

Das Fazit der für die Existenz mehrerer Hämoglobine in einem Individuum sprechenden Befunde ist jedoch vergleichsweise mager und dazu noch uneinheitlich, wenn man die große Menge eindeutiger und übereinstimmender Feststellungen in bezug auf die Differenzen für verschiedene Species und für Fetus und reifen Organismus danebenstellt. Zudem erheben sich Gegenargumente. Schon BRINKMAN konstatierte, daß die von ihm postulierten 2 Erwachsenenhämoglobine in ihrem prozentualen Verhältnis zueinander bei ein und derselben Person raschen und erheblichen Schwankungen unterworfen seien. KLEINKNECHT bestätigte diese Befunde und zog daraus die Folgerung, daß es dann kaum möglich sei, von definierten Hämoglobintypen zu sprechen; es müßten sonst allen sonstigen Erfahrungen widersprechende Schwankungen im Hämoglobinstoffwechsel angenommen werden. BAAR und HICKMANS hatten von vornherein bezweifelt, daß aus dem geknickten Kurvenzug der Alkalidenaturierung die Existenz zweier Hämoglobine abgeleitet werden könne. Sie glaubten vielmehr, daß die Retardierung im zweiten Teil der Kurve durch die Denaturierungsprodukte und durch Adsorption von CO_2 bedingt sei. Einen direkten Gegenbeweis gegen die Annahme zweier verschieden gegen Alkali empfindlicher Hämoglobine im Erwachsenenblut konnte in eigenen Untersuchungen erbracht werden, indem sich zeigte, daß sich entgegen der Meinung von JONXIS (*278*) durch Unterbrechung der Alkalidenaturierung in dem noch undenaturiert gebliebenen Blutfarbstoff die postulierte, etwas resistentere Komponente nicht anreichern ließ (*59*).

Die Situation ist demnach so, daß einerseits das Hämoglobin des Erwachsenen sicher kein homogener Körper ist — das gilt auch für das fetale Hämoglobin (*324*, *452*) —, daß andererseits aber auch keine schlüssigen Beweise für die Existenz mehrerer definierter Hämoglobintypen vorhanden sind. Die Inhomogenität ist unscharf, nicht sicher faßbar. Am einfachsten ließe sich der Tatbestand dadurch erklären, daß ein und dasselbe Hämoglobin in verschiedenen Zustandsformen vorliegt, die nicht scharf voneinander zu trennen sind und deren Verhältnis zueinander Verschiebungen ausgesetzt ist. Mit einer solchen Arbeitshypothese ließen sich die bisherigen Befunde vereinen. Bedenkt man, daß mit hoher Wahrscheinlichkeit das in den Erythrocyten eingeschlossene Hämoglobin für die Lebenszeit der roten Zellen nicht an einem Austauschstoffwechsel teilnimmt (*195*), also für eine Dauer von durchschnittlich 100 Tagen, dann wären z. B. Altersveränderungen denkbar. In diesem Sinne könnte man vor allem die Befunde von SCHAPIRA und Mitarb. deuten; diese Autoren selbst halten freilich vorerst an der Existenz zweier Hämoglobine mit verschiedenem Stoffwechsel fest, jedenfalls für das Kaninchen. Auf jeden Fall muß man doch wohl die Inhomogenität des Blutfarbstoffes von Erwachsenen von der Heterogenität z. B. des Blutfarbstoffes eines jungen Säuglings unterscheiden, bei dem sicher 2 verschiedene Hämoglobintypen, der fetale und der bleibende, vorliegen. Nach einer bereits von ROCHE und Mitarb. eingeführten Nomenklatur bezeichnet man daher das, was sich durch verschiedene Trennungsmaßnahmen aus Erwachsenenblutfarbstoff oder fetalem Blutfarbstoff darstellen läßt, am besten als *Hämoglobinfraktionen* im Gegensatz zu der Bezeichnung *Hämoglobintypen*. Es wird der weiteren Forschung überlassen bleiben zu klären, ob und inwieweit diesen Fraktionen eine Individualität zukommt und welche Rolle die angewandte Fraktionierungstechnik für ihr Entstehen spielt.

II. Darstellung und Reinigung von Hämoglobinen; Meßmethoden.

So leicht es ist, ein Hämolysat zu machen, so schwer ist es, reine Hämoglobinlösungen darzustellen, die keine wesentlichen Anteile an denaturiertem Farbstoff oder Hämiglobin enthalten. Fast jeder Autor, der sich mit Blutfarbstoffuntersuchungen befaßt hat, gibt eine andere Methode der Aufarbeitung an, so daß es undurchführbar ist, über alle Arten des Vorgehens und deren Variationen zu berichten. Da es aber für die Untersuchungsergebnisse oft von großer Wichtigkeit ist, wie die untersuchte Hämoglobinlösung hergestellt wurde, soll auf die technischen Grundlagen nach den Literaturunterlagen und den eigenen Erfahrungen zusammenfassend eingegangen werden.

Grundsätzlich ist zu sagen, daß der Blutfarbstoff sich unverändert hält, solange er in den Erythrocyten eingeschlossen ist. Auch aus Blut, das nach längerem Stehen stark hämolytisch geworden war, ließ sich nach Waschen aus den noch intakten Erythrocyten einwandfreier, hämiglobinfreier Blutfarbstoff gewinnen. Ein Hämolysat unterliegt spontaner Oxydation, selbst wenn es in der Unterkühltruhe eingefroren ist. Noch rascher oxydieren sich gereinigte Hämoglobinlösungen. Daraus ergibt sich, eine Präparation des Blutfarbstoffes möglichst kurz vor Gebrauch zu beginnen und die Aufarbeitung so zeitsparend wie möglich durchzuführen. Weiter ist verständlich, daß es günstig ist, bei möglichst niedrigen Außentemperaturen zu arbeiten, weil Denaturierung und Oxydation dann langsamer ablaufen. Die Schädigung des Blutfarbstoffes kann man außerdem dadurch hintanhalten, daß man ihn mit CO sättigt; es kommt aber darauf an, ob diese Maßnahme die später geplanten Untersuchungen nicht stört.

1. Reinigung von Plasmabestandteilen und Leukocyten.

Es ist selbstverständlich, daß man für alle Untersuchungen nur von gewaschenen Erythrocyten ausgehen sollte. Die Plasmabestandteile geben auch in hoher Verdünnung noch eine feine Opalescenz, die bei photometrischen Messungen stört. Man nimmt mindestens 4 Teile einer 1—1,5%igen Kochsalzlösung auf 1 Teil Blut, zentrifugiert nach Durchmischen ab, schwemmt das Sediment erneut mit Kochsalzlösung auf und so fort. Zweimal wird 10 min mit 2000 Touren/min zentrifugiert: Dabei bleiben die Leukocyten und Thrombocyten suspendiert und können mit dem Überstehenden abgesaugt werden. Dann wird noch zweimal mit 3000 Touren gewaschen.

2. Hämolyse und Abtrennung der Stromata.

Die einfachste Hämolyse wird durch Zusatz von Wasser oder, wenn man ein möglichst konzentriertes Hämolysat haben will, durch Einfrieren und Auftauen bewerkstelligt. Bei der Abtrennung der Stromata erhebt sich die erste große Schwierigkeit. Es ist mit einfachen Laboratoriumsmitteln fast unmöglich, wirklich stromafreie Hämoglobinlösungen von einiger Konzentration zu erhalten. Stärker verdünnte wäßrige Hämolysate lassen sich nach Zusatz von etwas Kochsalzlösung, nach Durchleiten von CO_2 oder nach Zusatz von Phosphatpuffer (etwa vom p_H 6,8) durch scharfes Zentrifugieren von ihren Stromata befreien. Es empfiehlt sich aber, die Stromafreiheit zu prüfen. Das geschieht leicht dadurch, daß man etwas von dem Hämolysat mit Ammonsulfat zur Halbsättigung bringt. Dabei muß es vollkommen klar bleiben.

Das früher häufig geübte Schütteln der Hämolysate mit Äther ist unzweckmäßig, weil sich dabei stets eine beträchtliche Menge Hämiglobin bildet. Nach HEIDELBERGER und LANDSTEINER soll sich das vermeiden lassen, wenn der Äther vorher mit Wasser gewaschen und dann über $CaCl_2$ und weiter über Natriumhydroxyd in Substanz getrocknet wird. Toluol ist wesentlich schonender. Bei einfachem Schütteln eines Hämolysats mit Toluol zeigte sich jedoch in den eigenen Versuchen, daß auch damit die Stromata nur unvollkommen entfernt wurden. Ausgezeichnete Ergebnisse in bezug auf Stroma-Freiheit bei höchstmöglicher Konzentration wurden jedoch folgendermaßen erzielt: Zu einem Brei gewaschener Erythrocyten wurde $^1/_{10}$ Vol. Toluol gegeben und beides im Homogenisator homogenisiert. Anschließend wurde scharf zentrifugiert. Hierbei bildete sich ein Pfropf von Stromabestandteilen über einer klaren konzentrierten Hämoglobinlösung. Bei Halbsättigung einer verdünnten Probe hiervon mit Ammonsulfat blieb diese völlig klar. Die Lösung enthielt aber bis zu 5% Hämiglobin (Prozent des Gesamtfarbstoffes).

SCHUURMANS-STEKHOVEN hatte als erster versucht, die Erythrocytenstromata zu adsorbieren. Er benutzte Asbestflocken, mit denen er einen Erythrocytenbrei 2 Std. lang schüttelte. Wesentlich wirksamer und einfacher läßt sich die *Adsorption mit Tonerdegel* durchführen, eine Methode, die auf MARSHALL und WELKER zurückgeht. Das eigene Vorgehen war folgendermaßen: 1 Vol. Erythrocytenbrei wird mit 1 Vol. Wasser und 4 Vol. des lockeren Spontansediments von Tonerdegel etwa 2 min lang kräftig geschüttelt und filtriert. Es läuft eine völlig klare, im Test mit Ammonsulfat-Halbsättigung klarbleibende Blutfarbstofflösung durch. Die Prozedur läßt kein Hämiglobin entstehen.

Herstellung des Tonerdegel in Anlehnung an MARSHALL und WELKER bzw. WILLSTÄTTER und KRAUT: 500 cm^3 einer auf 60° erwärmten 5%igen Lösung von Ammoniakalaun werden auf einmal in 500 cm^3 einer ebenfalls erwärmten 1%igen Ammoniaklösung eingebracht, die 3% Ammoniumsulfat enthält. Nach 15 min Rühren werden 2 l Wasser dazugegeben. Nach Absitzen des $Al(OH)_3$-Gel wird dekantiert und erneut mit 2—3 l Wasser versetzt. Das Dekantieren wird 12—15 mal wiederholt. Verwendet wird das Gel in dem locker-feinflockigen Zustand, in dem es sich spontan absetzt. Bei einigen Präparationen wurde in die Waschungen eine Waschung mit 0,04%igem Ammoniak eingeschaltet. Hiernach setzte sich später das Gel etwas dichter ab, als schleimig-schmierige Masse. Wir benutzten diese Präparation, indem wir reichlich $^1/_2$ Vol. Wasser darüber stehen ließen und vor Gebrauch kräftig schüttelten.

Einen größeren apparativen Aufwand erfordert die *Elektrodialyse*. Sie ergibt aber, wie HEILMEYER und SUNDERMANN berichten, in geeigneten Geräten in kurzer Zeit ganz ausgezeichnete konzentrierte Hb-Lösungen ohne jede Hämiglobinbildung. Leicht kristallisierende Hämoglobine, wie das Pferde-Hb, fallen nach STADIE und ROSS kristallisch aus. Eigene Erfahrungen hierüber fehlen. Man kann Erythrocytenbrei auch durch einfache Dialyse hämolysieren (*192*). Die Stromata fallen bei der Elektrodialyse wie bei der einfachen Dialyse in zusammengesinterten Flocken aus.

Wenn eine hochtourige Zentrifuge zur Verfügung steht, kann die Präparationsmethode nach FERRY angewendet werden. Nach den Literaturunterlagen dürften die Ergebnisse recht gut sein.

3. Reinigung von Begleitsubstanzen.

Hämolysate enthalten neben dem Blutfarbstoff noch Reste der Plasmaeiweißkörper und Fermente (z. B. Katalase, Carboanhydrase), niedermolekulare organische Stoffe (z. B. Ascorbinsäure, Glutathion) und Salze. Da die Katalase nur schwer vom Blutfarbstoff abzutrennen ist, bietet sie sich als Substanz für einen einfachen orientierenden Test auf die Reinheit einer Hämoglobinpräparation an. Man versetzt ein wenig verdünntes Wasserstoffperoxyd mit einer Probe der Präparation und wartet ab, ob sich die bekannten Sauerstoffblasen bilden.

Es wäre naheliegend, in der *Kristallisation* des Blutfarbstoffes das ideale Mittel für eine Reinigung zu sehen. Das ist aber nicht der Fall. Eine einfache Kristallisation bietet keinerlei Gewähr für eine Reinheit, wie der Katalasetest zeigt, und wie auch mit anderen Untersuchungen nachgewiesen wurde (*1*, *272*, *432*). Es muß also wenigstens einmal umkristallisiert werden. Die gesamte Präparation nimmt mehrere Tage in Anspruch, in welcher Zeit der Blutfarbstoff stets in Kontakt mit hochkonzentrierten Salzlösungen steht. Damit ist die Möglichkeit unkontrollierbarer Schäden am Blutfarbstoffmolekül gegeben, außerdem bildet sich stets etwas Hämiglobin. In eigenen Versuchen, die freilich wegen Fehlens eines gekühlten Arbeitsraumes nicht unter optimalen Bedingungen durchgeführt werden konnten, wurde jedenfalls kein Präparat mit weniger als 6% Hämiglobin erzielt. Unter günstigeren Bedingungen sind bessere Ergebnisse erreichbar. COHb läßt sich selbstverständlich ohne Hämiglobinbildung kristallisieren. Die Kristallisation von menschlichem Hämoglobin ist nur in oder durch Dialyse gegen hochprozentige Salzlösungen durchzuführen. Hierzu werden Ammoniumsulfat (*221*, *281*, *296*, *319*) oder Phosphatmischungen (*141*) benutzt. Die Phosphatmischungen sind vorzuziehen, da sich in ihnen eine wesentlich schönere Kristallbildung zeigt und auch weniger Hämiglobin bildet. Als schonendste und wirksamste Methode erwies sich nach vielen Versuchen die jüngst von DRABKIN angegebene Modifikation (*141*).

Ein Volumen stromafreier Hämoglobinlösung wird im Dialysierschlauch in 3 Vol. eines 37° warmen, 2,8 Mol Kaliumphosphatpuffers vom p_H 6,8 gehängt. Das Ganze wird in den Kühlschrank gesetzt. Nach etwa 10 Std. wird der Puffer gegen die gleiche Menge frischen, jetzt aber kalten Puffers ausgetauscht. Nach weiteren 12—24 Std. ist der Blutfarbstoff zu großen Teilen auskristallisiert.

Rascher kommt man mit *Fällungsmethoden* zum Ziel. Man versetzt das möglichst konzentrierte Hämolysat mit soviel gesättigter Ammonsulfat- oder 3,5 Mol (äquimolarer) Phosphatlösung, bis eine deutliche Trübung resultiert, und filtriert. Das Filtrat soll klar dunkelrot aussehen, auf dem Filter soll ein roter Niederschlag bleiben. War das Hämolysat nicht stromafrei (das läßt sich evtl. durch kräftiges Zentrifugieren bei erreichter $^{1}/_{4}$-Sättigung durchführen), dann filtriert die Lösung außerordentlich langsam, weil die ausgefällten Stromata das Filter verstopfen. Das Filtrat wird weiter mit Salzlösung oder mit Salz in Substanz versetzt, bis die Lösung wieder recht dicht getrübt ist, und filtriert abermals. Das Filtrat soll blaßrot aussehen, auf dem Filter ein dichter roter Niederschlag bleiben. Der Niederschlag — er darf nicht antrocknen! — wird mit 78% gesättigter Ammonsulfat- oder 3,0 Mol Phosphatlösung gewaschen, anschließend in destilliertem Wasser aufgelöst und im Eisschrank gegen destilliertes Wasser dialysiert, das man zur Verzögerung der Spontanoxydation mit 0,04% Ammoniak leicht alkalisch macht. Dadurch, daß man aus dem gesamten Fällungsbereich des Blutfarbstoffes nur einen breiten Mittelbereich für die Präparation nimmt, bekommt man mit einem Schritt recht reine Produkte. Es hat wenig Wert, bestimmte Salzsättigungswerte für diesen Bereich anzugeben, da er sich je nach Konzentration des Hämolysats verschiebt. Bringt man beispielsweise eine Hb-Lösung von 3 g-% mit Ammonsulfat auf eine Sättigung von 55%, dann fällt bereits gut $^{1}/_{5}$ des Blutfarbstoffes aus, bei 60% Sättigung $^{4}/_{5}$, bei 64% über $^{9}/_{10}$. Eine Lösung von 0,3 g-% verliert bei 60% Sättigung $^{1}/_{4}$, bei 64% $^{1}/_{3}$ durch Präcipitation. Phosphatfällung ist besser als Ammonsulfatfällung. Ammonsulfat sollte sowieso nur mit einem Zusatz von 0,2—0,3 Mol/l sekundären Phosphats genommen werden oder auch nach Zusatz einer geeigneten Menge von NaOH, um das p_H an den Neutralpunkt zu bringen. Die Phosphatfällung zur Reinigung von Hämoglobin wird vor allem von den französischen Arbeitsgruppen um Roche und um Schapira als rationelle Methode angewendet. Auch in eigenen Versuchen wurde viel von ihr Gebrauch gemacht, wobei allerdings (bei Präparation von O_2Hb) kein Präparat unter 5% Hämiglobin erzielt wurde.

Bei den durch *Elektrodialyse* hergestellten Hämoglobinlösungen sind alle dialysierbaren Begleitstoffe selbstverständlich entfernt. Dagegen bleiben Fermente als nichtdialysabel darin, ebenso evtl. nicht völlig ausgewaschene Plasmabestandteile; insofern können diese Lösungen noch nicht als rein bezeichnet werden.

Die *Adsorption an Aluminiumhydroxyd* vereinigt in idealer Weise Reinigung von den Stromata mit einer Reinigung von sonstigen Eiweißkörpern. Mit Tonerdegel behandelte Hämoglobinlösungen sind frei von Katalase und nach Meldrum und Roughton auch frei von Carboanhydrase (*377*). Es ist bezeichnend, daß auch von serologischer Seite die Adsorption an $Al(OH)_3$ als ideale Methode angesehen wird (*80, 129*). Die Adsorption hat noch einen weiteren Vorzug: Nach den Untersuchungen von Altschul und Mitarb. werden Beimengungen von

Hämoglobin, das in bezug auf die reversible O_2-Bindung nicht ganz vollwertig ist, also offensichtlich Produkte einer beginnenden Denaturation, auf dem Gel festgehalten. In eigenen Versuchen zeigte sich das z. B. mit der Hauptmenge des Farbstoffes, der als „noch nicht verändertes O_2Hb" durch Unterbrechung der Alkalidenaturierung zu gewinnen war. Er wurde auf dem Filter im Gel uneluierbar (mit Wasser) festgehalten und bräunte sich dort rasch, während sonst O_2Hb, das im Gel festgehalten wird, durch Wasser weitgehend eluiert werden kann und seine rote Farbe behält.

Nach allem ist die Adsorption an $Al(OH)_3$ wirklich die Reinigungsmethode der Wahl, die rasch und ohne jede Schädigung des Blutfarbstoffes durchzuführen ist und nur noch der Ergänzung durch die Dialyse zur Entfernung der dialysablen Verunreinigungen bedarf. Doch sind einige Vorbehalte zu machen. Erstens arbeitet man mit Verlust. Reinheit von Katalase z. B. kann nur dadurch erkauft werden, daß an der erforderlichen großen Menge $Al(OH)_3$ eine beträchtliche Menge Hämoglobin zurückbleibt. Zweitens werden verschiedene Hämoglobine verschieden stark adsorbiert. In zusammen mit GREINACHER durchgeführten Versuchen zeigte sich, daß aus einer Mischung von fetalem und bleibendem Blutfarbstoff (z. B. Nabelschnurblut) der fetale Blutfarbstoff stärker adsorbiert wird als der bleibende. Die Differenz ist nicht groß (s. S. 39), sie ist aber theoretisch von Wichtigkeit. Denn damit ist die Möglichkeit gegeben, daß aus einer Blutfarbstofflösung, die, wie wir sahen, immer als inhomogen betrachtet werden muß, bestimmte Komponenten bevorzugt adsorbiert werden, so daß das nachher untersuchte Produkt in seiner Zusammensetzung dem Ausgangshämolysat nicht mehr entspricht.

FERGUSON und ROUGHTON beobachteten beispielsweise, daß nach $Al(OH)_3$-Adsorption in einer Hämoglobinlösung die Menge des als Carbamino-CO_2 an den Blutfarbstoff gebundenen Kohlendioxyd auf $^2/_3$ zurückging (*162*). Nach KRUH, der mit Fe^{59} markiertes Hämoglobin des Kaninchens untersuchte, unterscheidet sich der auf einer Säule von Aluminiumoxyd nach Elution mit Wasser zurückbleibende Farbstoff durch einen geringeren Gehalt an radioaktivem Eisen von dem eluierbaren Farbstoff (*317*). Nach BARKAN wird das sog. „leicht abspaltbare Eisen" durch Tonerde weniger adsorbiert als Hämoglobin. Die aufgezählten Befunde lassen erkennen, daß durch $Al(OH)_3$ gewisse Verschiebungen in der Zusammensetzung einer Blutfarbstofflösung möglich sind. Andererseits handelt es sich aber auch um nicht mehr als Verschiebungen, und es ist nicht zu erwarten, daß irgendeine Komponente spezifisch aus der Lösung genommen wird. Mit anderen Worten: Ein Hämolysat wird hinsichtlich seines gelösten Blutfarbstoffes durch Adsorption an Aluminiumhydroxyd sicher nicht grundsätzlich verändert

(s. S. 40). Die durch Alkalidenaturierung differenzierbaren sog. Fraktionen des Erwachsenen-Hämoglobin verschieben sich nach Untersuchungen meines Mitarbeiters HERTH nicht durch $Al(OH)_3$-Adsorption.

4. Darstellung von fetalem Hämoglobin.

Im Nabelschnurblut ist neben fetalem Hämoglobin stets auch eine gewisse Menge an bleibendem Hämoglobin vorhanden, etwa in 25% des Gesamtfarbstoffes. Da fetales Hämoglobin leichter in konzentrierten Salzlösungen löslich ist als bleibendes, läßt sich das bleibende Hämoglobin mit Hilfe der Salzfällung abtrennen. Das geschieht am besten so, daß man sich ein Hämolysat gleicher Konzentration von Erwachsenenblut herstellt, an diesem die Menge an konzentrierter Salzlösung feststellt, die man benötigt, um es soweit auszufällen, daß das Filtrat noch zart rosa gefärbt ist, und dann das Nabelschnurhämolysat auf die gleiche Salzkonzentration bringt. Dadurch fällt das in ihm enthaltene bleibende Hb aus. Eine völlige Abtrennung ist nicht möglich, weil sich die Löslichkeitsbereiche der beiden Farbstoffe überlappen; außerdem scheint ein Hämoglobin durch ein anderes in seiner Löslichkeit beeinflußt werden zu können (S. 33). Das Filtrat wird entweder direkt dialysiert oder nach Ausfällung des Farbstoffes und Wiederauflösen in destilliertem Wasser. Wie aber schon erwähnt, entstehen bei dieser Methode mindestens 5% Hämiglobin.

Eine zweite Möglichkeit ist, die außerordentliche Differenz in der Alkaliempfindlichkeit für die Präparation des fetalen Hb auszunutzen. Das schonendste Vorgehen ist folgendes: 40 Vol. Nabelschnurhämolysat werden mit 1 Vol. einer 2n-NaOH versetzt. Nach 3 min werden 15 Vol. einer 0,1 n-HCl dazugegeben und dann tropfenweise weiter 0,1 n-HCl, bis eine dichte Flockung einsetzt. Die Reaktion soll zuletzt neutral, eher schwach alkalisch sein. Nach Zusatz von 30 Vol. $Al(OH)_3$ und Schütteln wird filtriert. Das klare Filtrat wird gegen destilliertes Wasser dialysiert. Es ist aber fraglich, inwieweit der dabei erhaltene Farbstoff als intakt angesehen werden kann. Schüttelt man nämlich nach der Dialyse noch einmal mit $Al(OH)_3$, bleibt, wie schon erwähnt, die Hauptmenge davon am Gel auf dem Filter und bekommt rasch einen braunen Farbton.

In den eigenen Untersuchungen wurde die Darstellung des fetalen Hb durch fraktionierte Salzfällung vorgezogen. In vielen Fällen wurde aber auf eine Präparation des fetalen Blutfarbstoffes verzichtet und die Beimengung des bleibenden Hb im Nabelschnurhämolysat in Kauf genommen. Es wurde also einfach das Hämolysat mit Tonerdegel gereinigt. Der dadurch bedingte geringe prozentuale Verlust an fetalem Hb und die evtl. vorhandene sonstige Verschiebung der Inhomogenität wurde von allen Präparationsmethoden als das geringste Übel angesehen. Nach der $Al(OH)_3$-Adsorption wurde gegen schwach ammoniakalisches

Wasser im Eisschrank dialysiert, anschließend noch einmal mit einer kleinen Menge $Al(OH)_3$ geschüttelt und filtriert. Nach den Untersuchungen von ALTSCHUL, SIDWELL und HOGNESS und den eigenen Erfahrungen dürften so die besten Präparate zu erzielen sein.

5. Messung der Hämoglobinkonzentration.

Die spektralen Eigenschaften des fetalen Hämoglobin sind im sichtbaren Wellenbereich mit denen des bleibenden Hb identisch. Man kann daher beide Hämoglobine mit den üblichen photometrischen oder colorimetrischen Bestimmungsmethoden messen, ohne Gefahr zu laufen, Fehler auf Grund differenter Eigenschaften des fetalen Hb zu bekommen (*479*). Das gilt auch für den Farbton und die Geschwindigkeit der Salzsäuredenaturierung (*329*). Die Bestimmung über das salzsaure Hämatin ist also prinzipiell zulässig, sie ist nur im Hinblick auf die ihr an sich anhängende hohe Fehlerbreite abzulehnen (*231*).

Für Arbeiten mit vorbehandelten Hämoglobinpräparationen, bei denen man mit Mischungen verschiedener Zustandsformen des Hämoglobin rechnen muß, braucht man eine Methode, bei der zuverlässig aller Farbstoff in nur eine Zustandsform gebracht wird. Hierzu eignet sich in vielen Fällen die Vermessung des reduzierten Hämoglobin nach HEILMEYER und v. MUTIUS. Durch Natriumdithionit wird aller Farbstoff sauerstofffrei gemacht bzw. reduziert und sofort im grünen Wellenbereich mit einem Filterschwerpunkt bei 550—570 mμ (z. B. S 57 des Stufenphotometers, Filter 570 des Leitz-Photometers, Filter VG 9 der Firma Schott) gemessen.

Für das Filter S 57 (Zeiß) wie für 570 (Leitz) errechnet sich nach den Angaben von HEILMEYER und v. MUTIUS ein Extinktionskoeffizient von 41,2 für 1 mMol/l Hb (Mol.-Gew. 68000) bzw. von 0,606 für 100 mg/100 cm^3. Bei Konzentrationen über 120 mg/100 cm^3 (1 cm Schichtdicke) macht sich ein Mischlichtfehler bemerkbar. Für VG 9 braucht man eine Eichkurve. Für monochromatisches Licht der Wellenlänge 556 mμ ergibt sich aus den Angaben von HEILMEYER ein Extinktionskoeffizient von 52,1 für 1 mMol/l (*230*).

Eine andere Möglichkeit ist die Überführung in Cyanhämiglobin. Hierzu wird aller Farbstoff erst zu Hämiglobin oxydiert und dann durch KCN in Cyanhämiglobin umgewandelt. Das kann durch eine einzige Lösung geschehen, die sowohl Kaliumferricyanid wie Kaliumcyanid enthält. Eine solche Lösung wurde in Zusammenarbeit mit SAVELSBERG entwickelt; sie enthält je 0,2 g Kaliumferricyanid und Kaliumcyanid im Liter (*68*). Mit dieser Methode wird auch Kohlenoxyd-Hb umgewandelt, das über reduziertes Hb nicht vermessen werden kann. Es wird im grünen Wellenbereich bei 530—550 mμ gemessen.

DRABKIN gibt für 540 mμ einen Extinktionskoeffizienten von 11,5 für 1 mÄq/l Hb (16700) an (*140, 143*). Für S 53 (Zeiß) wie für 530 (Leitz) ist aus den Daten von BETKE und SAVELSBERG ein Koeffizient von 45,0 für 1 mMol/l bzw. 0,662 für

100 mg/100 cm^3 ableitbar. Ein leichter Mischlichtfehler entsteht bei Konzentrationen über 150 mg/100 cm^3 (1 cm Schichtdicke). Für VG 9 ist eine Eichkurve erforderlich.

Die Cyanhämiglobinmethode hat den Vorzug, ebenso einfach wie robust zu sein. Das Cyanhämiglobin verändert sich in seinen spektralen Eigenschaften über Tage hinweg nicht (*137*, *564*); man kann also zu beliebig gewählter Zeit nach Ansetzen der Probe messen. Dabei ist die Methode sehr genau (*109*, *137*). Von DRABKIN wird das Cyanhämiglobin als „ideales Pigment" für Messungen bezeichnet (*143*). Auch die kritischen Untersuchungen der englischen Arbeitsgruppe um KING haben das Cyanhämiglobin als ein für Messungen sehr geeignetes Derivat herausgestellt (*362*).

Die Eichung der Meßmethoden geschieht, soweit nicht Geräte mit ausgearbeiteten Vorschriften zur Verfügung stehen, am einfachsten mit der Titration des Hämoglobin durch Kaliumferricyanid nach HAVEMANN, JUNG und v. ISSEKUTZ, die von BETKE und SAVELSBERG ergänzt und von DRUCKREY und Mitarb. kritisch geprüft wurde.

Für die *Hämiglobinbestimmung* ist die Methode nach EVELYN und MALLOY bzw. HAVEMANN, JUNG und v. ISSEKUTZ sehr zufriedenstellend, bei der die Aufhellung im Rot nach Zugabe von KCN (dadurch verschwindet die Hämiglobinbande bei 630 mμ infolge Bildung von Cyanhämiglobin) gemessen wird. Scharfes Zentrifugieren ist wichtig, damit nicht Stromareste eine falsche Aufhellung vortäuschen. Als Filter wurde bei den eigenen Messungen das Rotfilter OG 3 von Schott benutzt.

Die Messung von O_2Hb, Hb, COHb, inaktivem Hb und Hämiglobin durch gasometrische Methoden müssen entsprechend eingerichteten Laboratorien und mit den Methoden geschulten Untersuchern vorbehalten bleiben. In der Hand des Ungeübten dürften sie höhere Fehler ergeben als die photometrischen Methoden.

Die *Bestimmung des fetalen Hb* ist über die Alkalidenaturierung einfach und genau durchführbar. Man versetzt 4 cm^3 Hämoglobinlösung von 0,1 g $^0/_0$ (gewaschene Erythrocyten!) mit 0,1 cm^3 einer 2n-NaOH und unterbricht den Denaturierungsvorgang nach 3 min mit 2 cm^3 gesättigter Ammonsulfatlösung, die 5 cm^3 n-HCl/100 cm^3 enthält. Nach Filtrieren wird sofort im grünen Spektralbereich die Konzentration des noch im Filtrat vorhandenen Blutfarbstoffes gemessen. Als Vergleichswert dient eine 4 cm^3-Probe des Ausgangshämolysats, die mit 2 cm^3 neutraler gesättigter Ammonsulfatlösung versetzt und filtriert wurde. Für die Messungen legt man sich eine Eichkurve mit $^1/_3$ Ammonsulfat-gesättigtem Blutfarbstoff an. Der geringe Anteil an fetalem Hb, der in den 3 min der Laugeneinwirkung zerstört wird, kann vernachlässigt werden. — Eine ähnliche Vorschrift geben SINGER und Mitarb. an (*506*): Die Konzentration der Lauge ist dabei höher, und es wird nach 1 min unterbrochen. Weitere Möglichkeiten der Bestimmung des fetalen Hb ergeben sich aus den Ausführungen über die Alkalidenaturierung (s. S. 42), durch serologische Methodik (S. 53) und durch Messungen im ultravioletten Spektralbereich (S. 23).

B. Physikalisch-chemische Eigenschaften des Blutfarbstoffes.

I. Bausteinanalyse.

Das Hämoglobin gehört mit einem Molekulargewicht von 68000 zu den kleineren Eiweißmolekülen. Aus seinem Eisengehalt von 0,335% konnte man schon früh ein Mindestmolekulargewicht von 17000 errechnen (*266*, *566*). Durch Messungen des osmotischen Druckes konnte Reid 1905 wahrscheinlich machen, daß das wahre Molekulargewicht ein Mehrfaches von 17000 sein müsse. Adair fand 16 Jahre später mit gleicher, aber wesentlich verbesserter Methodik ein Molekulargewicht von 68000, eine Ziffer, die Cohn mit abweichender Methodik fast gleichzeitig auch ermittelte (*111*). Später kam noch die Bestätigung durch Messungen mit der Ultrazentrifuge hinzu (*520*, *521*). Svedberg konnte für die Hämoglobine verschiedenster Wirbeltiere ein Molekulargewicht von 68000 bei identischer Sedimentationskonstante von $4,4 \cdot 10^{-13}$ feststellen. Es kann also heute als gesichert angesehen werden, daß das Hämoglobin das angegebene Molekulargewicht besitzt und aus vier weitgehend identischen Untereinheiten mit einem Molekulargewicht von 17000 besteht, die jeweils 1 Atom Eisen enthalten. Allerdings weicht die einzige Angabe über die Sedimentationskonstante des fetalen Hb von dieser durch die ganze Wirbeltierreihe gehenden Gesetzmäßigkeit ab: Andersch und Mitarb. stellten sie mit 2,5 bzw. $2,9 \cdot 10^{-13}$ fest, was einem Molekulargewicht von 34000 bzw. einer Mischung von Teilen mit einem Molekulargewicht von 34000 und 17000 entsprechen würde, wenn man eine identische Diffusionskonstante annimmt (*14*). Bisher existieren keine weiteren Befunde, die eine derartige Annahme stützen könnten.

Von Krüger hatte 1925 die Diskrepanz, daß die Hämoglobine verschiedener Tiere sich auf der einen Seite als einheitlich, auf der anderen Seite aber als recht different darstellten, damit erklärt, daß von den beiden Komponenten des Blutfarbstoffes, dem Häm und dem Globin, das erstere für alle Tierarten identisch sei, während das Globin differiere. Diese Hypothese hat sich als sehr fruchtbar erwiesen, sie wurde experimentell bestätigt (*218*, *451*) und kann heute als gültige Tatsache angesehen werden. Das Globin ist durch Eingießen einer Blutfarbstofflösung in schwach salzsaures Aceton leicht vom Häm zu trennen (*18*, *488*); so kann man beide Körper für sich untersuchen.

Über den Differenzen der Globine darf aber nicht übersehen werden, daß ihre Grundeigenschaften identisch sind. Das geht schon aus dem gleichen Molekulargewicht hervor, aus dem annähernd identischen isoelektrischen Punkt (S. 38), aus den annähernd identischen Spektraleigenschaften im Ultraviolett und Infrarot (S. 22, 25). Vor allem ist kaum anzunehmen, daß ein so erstaunliches Phänomen wie die reversible Gasbindung anders als durch die Verbindung eines Häm mit einem Eiweißkörper ganz bestimmter Art zustande kommen könne. Alle Speciesdifferenzen können nur kleine Varianten innerhalb der übergeordneten, die Funktion bestimmenden Spezifität des Globins darstellen.

Die Funktionsspezifität ist eine recht interessante Erscheinung bei den Häminproteiden. Je nach der Kopplung des Eisenporphyrins mit anderen Trägerproteinen resultieren völlig andere Eigenschaften. Es handelt sich um Funktionsweisen, die angedeutet schon am Hämin zu finden sind und von denen jeweils eine durch die Proteinbindung dominierend hervorgehoben wird: Hämoglobin, Katalase, Peroxydase, Cytochrom. THEORELL konnte wahrscheinlich machen, daß hierbei nicht nur das Trägerprotein als solches, sondern vor allem auch die Weise entscheidend ist, mit der es in die Bindungsweise des Eisens eingreift.

Auch für den Aminosäurenaufbau des Hämoglobins gilt, daß die Mengenverhältnisse der Bausteine im großen und ganzen bei den verschiedenen bisher untersuchten Hämoglobinen übereinstimmen, daß aber im einzelnen eindeutige Differenzen festzustellen sind. Schon früh war der differente Schwefelgehalt der Hämoglobine verschiedener Tiere aufgefallen (*267*, *289*, *526*, *531*), und es war weiter gefunden worden, daß bei manchen Tieren nach dem Schwefelgehalt zwei oder mehr Hämoglobine vorkommen müßten (*526*, *531*). BALASSA fand sogar einen differenten Schwefelgehalt bei Menschen der Blutgruppe A und der Blutgruppe B. Wie sich später bei der Untersuchung der Aminosäuren herausstellte, hatte man mit der Prüfung des Schwefelgehalts insofern einen günstigen Griff getan, als gerade der Gehalt an schwefelhaltigen Aminosäuren regelmäßig Speciesdifferenzen aufweist (*78*, *536*). Nach neueren Untersuchungen könnte diese Tatsache mit den Speciesdifferenzen in der reversiblen Sauerstoffbindung zusammenhängen (*448*). Eindeutige Speciesunterschiede ergab bei einer Reihe von Wirbeltieren und beim Menschen auch die Untersuchung des Threoningehalts (*458*).

Der gesamte Aminosäurenbestand des Globins ist noch bei keinem Hämoglobin ermittelt worden. Am intensivsten wurde bisher das leicht kristallisierende Pferde-Hb untersucht (*1*, *78*, *171*, *465*, *528*, *539*). Die Untersuchungsergebnisse der verschiedenen Autoren stimmen wegen der verschiedenen Arbeitsmethoden noch keineswegs überein; immerhin konvergieren aber die Ergebnisse doch so, daß man sich schon ein recht zuverlässiges Bild machen kann. Für die Feststellung von Speciesdifferenzen ist es selbstverständlich am besten, wenn ein Autor mit ein und derselben Methodik vergleichende Untersuchungen durchführt.

Die eingehendste Analyse von fetalem und bleibendem Hb vom Menschen stammt von VAN DER LINDEN. Seine Ergebnisse — mit mikrobiologischer Methodik gewonnen — sind in Tab. 1 als Spalte 1 und 2 aufgeführt. In den nächsten Spalten finden sich für Mensch und Pferd Analysenergebnisse, die von GRANICK auf Grund der Angaben von CARTWRIGHT, STEIN und Mitarb., BRAND und GRANTHAM, BLOCK und BOLLING zusammengestellt wurden. Als Spalte 5 sind von TRISTRAM

Tabelle 1. *Aminosäurengehalt des Blutfarbstoffes von Mensch (bleibend und fetal) und Pferd.* g/100 g.

Aminosäure	V. D. LINDEN		GRANICK		TRISTRAM
	1	2	3	4	5
	Mensch		Mensch	Pferd	Pferd
	fetal	Erwachs.			
Glykokoll			—	5,6	5,6
Alanin			9,9	8,9	7,4
Valin	9,1	10,3	10,1	9,8	9,1
Leucin	14,1	14,3	} 17,2	} 15,1	} 15,4
Isoleucin	1,6	0,4			
Serin				5,3	5,68
Threonin	6,4	5,6	6,8	6,8	4,36
Cystin			1,2	0,85	1,01
Methionin	1,76	1,39	1,2	0,75	1,0
Phenylalanin	7,1	7,15		6,8	7,9
Tyrosin	2,8	3,1		3,0	3,03
Tryptophan	1,46	1,20		1,1	1,70
Prolin	4,1	4,8		2,0	3,9
Asparaginsäure	10,6	10,7		10,3	10,6
Glutaminsäure	6,6	6,5		8,5	8,15
Lysin	9,9	10,0		8,6	8,51
Arginin	3,4	3,5	4,2	3,7	3,65
Histidin	7,3	7,8	8,0	7,7	8,71

angegebene Werte für Pferde-Hb (z. T. auch von anderen Untersuchern übernommen) aufgeführt. Der Vergleich der Spalten belehrt einmal über die noch bestehende Unschärfe der Befunde verschiedener Untersucher, zum zweiten über die unzweifelhaft vorhandene Ähnlichkeit der aufgeführten drei verschiedenen Hämoglobine, und zum dritten, daß im einzelnen eindeutige Speciesverschiedenheiten festgestellt werden können.

Die hervorstechendste gemeinsame Eigenschaft der Hämoglobine ist ihr hoher Gehalt an den basischen Aminosäuren Arginin, Histidin und Lysin (*53*, *78*, *171*). Die Zahl ihrer Moleküle beträgt in der angegebenen Reihenfolge pro Globin (entsprechend 4 Fe-Atomen) mit nur geringen Speciesvariationen etwa 14:33:41 (*189*). Hieraus resultiert der relativ weit zum Alkalischen gelegene isoelektrische Punkt des Hämoglobin und seine Affinität zu Eosin in der üblichen Blutbildfärbung.

Es ist von Interesse, daß die Zusammensetzung des Myoglobin mit den erwähnten drei Aminosäuren ganz anders ist: der Lysingehalt ist wesentlich höher, der an Arginin geringer (*465, 528*). Die Differenzen übersteigen alle bisher beobachteten Speciesdifferenzen der Hämoglobine, was beweist, daß das Myoglobin ein speziell gebautes Häminproteid ist, und daß zwischen Myoglobin und Hämoglobin eines Individuums eine geringere Verwandtschaft besteht als zwischen den Hämoglobinen verschiedener Tierspecies.

Signifikante Differenzen zwischen fetalem und bleibendem Blutfarbstoff findet v. d. Linden für folgende Aminosäuren (Tab. 1): Histidin, Isoleucin, Methionin, Prolin, Threonin, Tyrosin und Valin. Leider beruht die Angabe über das Neugeborenen-Hb nur auf der Analyse einer Blutprobe, während 8 verschiedene Hb-Proben von Erwachsenen untersucht wurden. Vier außerdem untersuchte Kinder im Alter von 6 Monaten bis 3 Jahren verhielten sich wie Erwachsene. — Mit einer speziellen, die freien Aminogruppen erfassenden Methode (Fluordinitrobenzol-Reagens) fanden Porter und Sanger, daß die endständigen Aminogruppen beim Erwachsenen von 5 Valinresten, beim Fetus von 2,6 Valinresten pro Globin repräsentiert sind. Mit der gleichen Methode fanden sich für beide Globine annähernd gleiche Zahlen für freie ε-Aminogruppen des Lysin: 43 (Erwachsener) und 47 (Fetus).

Abgesehen von diesen quantitativen Differenzen des Aminosäurenbestandes sind Differenzen im Gefüge zu berücksichtigen. Roche und Morgue konnten nachweisen, daß bei Andauung mit Pepsin oder Papain verschiedener Globine (Pferd, Rind, Kaninchen) die Geschwindigkeit differierte, in der Leucin und Valin freigesetzt wurden. In die gleiche Richtung weisen die Versuche von Schenk, der bei Verdauung verschiedener Globine mit Pepsin-Salzsäure den mit Ammoniak und den mit Sulfosalicylsäure fällbaren Niederschlag nach ganz verschiedener Verdauungsdauer verschwinden sah. Der Ammoniakniederschlag verschwand bei fetalem menschlichen Globin nach 37 Std., bei Erwachsenenglobin nach 2—10 Std. Für Rinder-, Hunde-, Schweine-, Hühnerglobin fanden sich Zeiten von 2, 4, 8, 78 Std. Wie auf S. 48 auseinandergesetzt wird, ist auch der auffällige Unterschied in der Alkalidenaturierung bei fetalem und bleibendem Hb nicht anders als durch Unterschiede im inneren Gefüge der Farbstoffe erklärbar. In diesem Zusammenhang ist von Interesse, daß Schroeder und Mitarb. die Differenzen der elektrophoretischen Wanderungsgeschwindigkeit von Sichelzell-Hb gegenüber Normal-Hb auch auf Unterschiede in der Faltung und Knäuelung der Peptidketten des Hb-Moleküls zurückführen möchten, da die Aminosäurenzusammensetzung nicht wesentlich differiere. Exakte Unterlagen über die Art der erwähnten Strukturdifferenzen sind noch kaum vorhanden.

II. Spektrum.

1862 beschrieb Hoppe erstmalig die typischen Banden des Oxyhämoglobin, 2 Jahre später berichtete Stokes über die Veränderungen des sichtbaren Spektrums bei der reversiblen O_2-Bindung — d. h. wie er damals noch glaubte: der reversiblen Oxydation und Reduktion. Seitdem hat die Kenntnis der spektralen Eigenschaften des Blutfarbstoffes rasche Fortschritte gemacht, namentlich als die Entwicklung geeigneter Spektralphotometer eine quantitative Vermessung ermöglichte. Die Entwicklung ist vornehmlich an die Namen HÜFNER, VLÈS und HAUROWITZ geknüpft. 1933 stellte HEILMEYER in seiner „Medizinischen Spektrophotometrie" Unterlagen über sämtliche bekannten Zustandsformen und Derivate des Hämoglobin monographisch zusammen. Da außerdem in den letzten Jahren noch mehrfach eingehende Darstellungen erschienen sind (*21*, *48*, *91*, *142*), kann auf eine Schilderung der allgemeinen Spektrophotometrie des Blutfarbstoffes hier verzichtet werden.

Für die vorliegende Betrachtung ist jedoch von Interesse, ob sich verschiedene Hämoglobintypen in ihrem Spektrum unterscheiden. Das kann in bezug auf das sichtbare Spektrum einschließlich der SORET-Bande für Oxyhämoglobin, Hämoglobin und Hämiglobin von Warmblütern verneint werden, jedenfalls für die Genauigkeit üblicher Messungen. Die ersten Befunde in dieser Richtung wurden von HÜFNER erhoben. BUTTERFIELD bestätigte die Identität der HÜFNERschen Quotienten für Pferde- und Menschenblut. Weitere Untersucher erhoben entsprechende Befunde bei verschiedensten Tieren (*204*, *371*, *548*). Dagegen sind ANSON, BARCROFT, MIRSKY und OINUMA überzeugt, daß die von ihnen beobachteten geringen Differenzen in der Lage der α-Bande des O_2Hb speciesspezifisch sind (*17*). Diese Differenzen treten besonders bei weiter entfernten Species hervor, so daß beispielsweise die α-Banden des O_2Hb vom Menschen und gewissen Würmern um 20—30 Å differieren. Diese Differenzen sind aber nur in speziellen Messungen zu erheben; außerdem bleibt die typische Form der Absorptionskurve davon unberührt. Das Gesamtspektrum von 650—458 mμ wurde von CHARNASS bei Pferd und Mensch in sorgfältiger Prüfung für identisch befunden. Es ist daher nicht überraschend, daß das sichtbare Spektrum auch bei fetalem und bleibendem Hämoglobin des Menschen übereinstimmt (JOPE). LAMBRECHTS und MARTIN erhoben kürzlich noch gleiche Befunde für die Maxima und Minima bei O_2Hb und Hb. KÜNZER und PETERS fanden das sichtbare Gesamtspektrum des salzsauren Hämatin identisch.

Da es für die Beurteilung der Alkalidenaturierung von Wichtigkeit ist, ob sich die Spektren des Denaturierungsproduktes, des *alkalischen Hämatinglobin* gleichen, wurden in eigenen Versuchen entsprechende Messungen im BECKMAN-Photometer durchgeführt. Es handelt sich dabei um ein recht uncharakteristisches Spektrum, das vom Rot her rasch ansteigend bei 610—590 mμ ein unscharfes Maximum bildet und weiter erst mäßig, dann stärker mit kürzer werdender Wellenlänge ansteigt (Abb. 1). Für fetales und bleibendes Hb konnte keine Differenz festgestellt werden (Abb. 5). Von Interesse ist, daß bei Stehenlassen bei Zimmertemperatur im Lauf von Tagen eine geringe Abflachung des gesamten Spektrums eintritt.

Auffälligerweise zeigt ein anderes Blutfarbstoffderivat, das COHb, Speciesdifferenzen. Bekanntlich liegen im Spektrum des COHb die Maxima des α- und β-Bandes bei etwas kürzeren Wellenlängen als in dem des O_2Hb, dem es im übrigen sehr ähnelt. ANSON und Mitarb. fanden nun den Abstand des α-Maximum zwischen O_2Hb und COHb, den sog. „span", für einzelne Tierspecies verschieden (*17*). Innerhalb der Warmblüter handelt es sich nur um geringe Differenzen von wenigen Ångström-Einheiten. Da die Verhältnisse bei fetalem und bleibendem Hämoglobin des Menschen noch nicht geprüft worden waren, wurden eigene Untersuchungen mit dem Zeiß-Spektralphotometer durchgeführt. Für beide Hämoglobine fanden sich identische Kurvenverläufe mit einem Span von etwa 60 Å (Abb. 2). Entscheidend ist dabei weniger die absolute Breite des Span, da man sich über die exakte Lage der Maxima streiten könnte, als die völlig gleichartige Lage der Meßpunkte auf den an- und absteigenden Schenkeln der Absorptionskurven beider Farbstoffe.

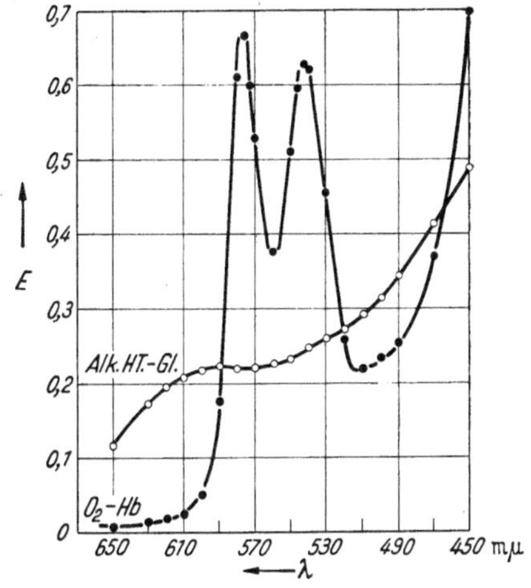

Abb. 1. Absorptionskurve von Oxyhämoglobin (Hämolysat aus Erwachsenenblut) und alkalischem Hämatinglobin (aus dem Hämolysat durch Zusatz von NaOH hergestellt). Gleiche Fe-Konzentration. — BECKMAN-Photometer.

Das *Ultraviolettspektrum* von fetalem und bleibendem Hb wurde 1938 erstmalig von JONGBLOED vergleichend untersucht. Er fand keine Differenz. In erneuten Untersuchungen konnte JOPE einen zwar nicht sehr großen, aber doch charakteristischen Unterschied feststellen. Die dem Phenylalanin zugeschriebene breite Bande bei 250—275 mμ zeigt bei bleibendem Hb in ihrem Anstieg vom langwelligen Bereich her eine flache, mit dem Anstieg verschmelzende Erhebung bei 291 mμ, die als Tryptophanbande bezeichnet wird. Sie wurde dort im Blut verschiedenster Warm- und Kaltblüter angetroffen (*280*, *451*). Als bisher einzige Ausnahme (neben Myoglobin) liegt die Tryptophanbande bei menschlichem fetalen Hb etwas weiter zum kurzwelligen Bereich, bei 289,8 mμ. Sie hebt sich außerdem durch ein kleines Minimum schärfer von dem Anstieg der Phenylalaninbande ab. Diese zweite Eigenart ist auffälliger als die absolute Lage der Bande und leicht darzustellen (Abb. 3).

BEAVEN, HOCH und HOLIDAY bestätigten ebenso wie RICH die Befunde. Abb. 3 zeigt die Verhältnisse am gesamten UV-Spektrum bis 250 mμ

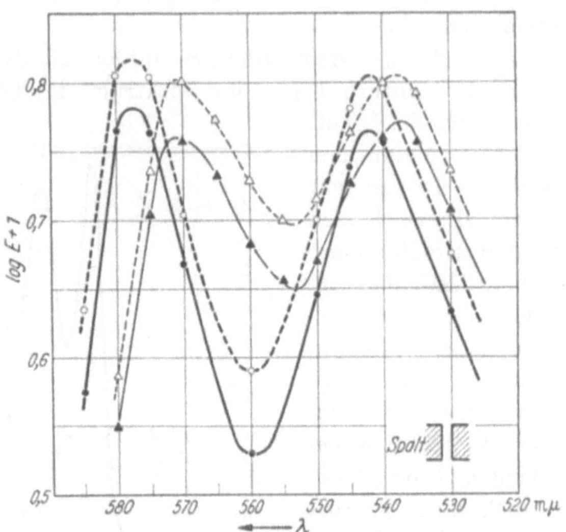

Abb. 2. Typische Farbkurven von Oxyhämoglobin (Kreise) und Kohlenoxydhämoglobin (Dreiecke). Hämolysate gewaschener Erythrocyten in leicht ammoniakalischem Wasser, das im Falle des COHb mit CO gesättigt ist. -●—●- , -▲—▲- = Nabelschnur-Hb. -○- -○-, -△- -△- = Erwachsenen-Hb. Alle Lösungen hatten gleiche Farbstoffkonzentration, doch sind zur Darstellung die Kurven für Nabelschnur-Hb etwas nach unten verschoben worden. — ZEISS-Spektralphotometer.

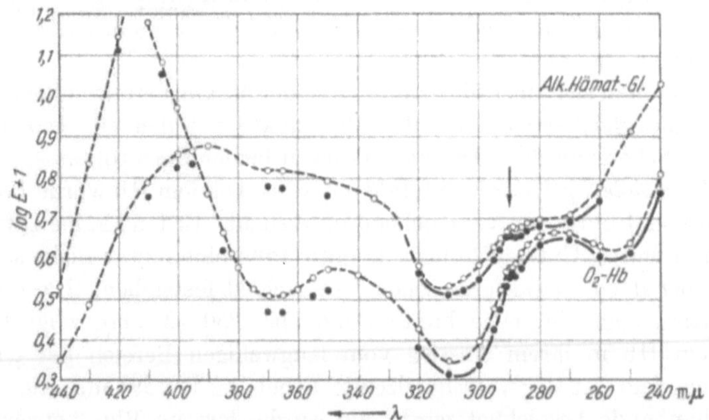

Abb. 3. Ultraviolettspektrum von Oxyhämoglobin (Hämolysat) und alkalischem Hämatinglobin (aus dem Hämolysat durch Natronlaugenzusatz hergestellt). Typische Farbkurven. -●—●- = Nabelschnur-Hb, - ○ - - ○ - = Erwachsenen-Hb. Sämtliche Präparationen hatten gleiche Fe-Konzentration; zur Verdeutlichung der Darstellung sind die Werte für Nabelschnur-Hb um einen geringen Betrag nach unten verschoben worden. Der Pfeil weist auf die Tryptophanbande. — BECKMAN-Photometer.

nach eigenen Messungen mit dem BECKMAN-Photometer. In Abb. 4 ist nach Messungen mit dem Zeiß-Spektralphotometer nur der Bereich der

Tryptophanbande dargestellt. RICH entwickelte aus diesen Gegebenheiten eine Bestimmungsmethode für die Menge an vorhandenem fetalen Hämoglobin: Die Differenz der Extinktionen bei 288 und bei 289 mμ ist klein bzw. Null, wenn fetales Hb vorliegt; je mehr Erwachsenen-Hb in der Mischung ist, desto größer wird die Differenz. Man kann sich für ein gegebenes Spektralphotometer mit gegebener Spaltbreite (möglichst klein!) leicht eine Eichkurve anlegen, indem man die Extinktionen in Mischungen von Nabelschnur- und Erwachsenenblutfarbstoff mißt und in den gleichen Proben den Gehalt an fetalem Hb durch die Alkalidenaturierung bestimmt.

Abb. 4 zeigt, daß die Eigenart der Tryptophanbande sich für Hämiglobin in gleicher Weise darstellt wie für O_2Hb und COHb. Wird jedoch der Blutfarbstoff durch Alkali denaturiert, dann verschwindet die Differenz. Wie Abb. 3 zeigt, wird durch Alkalidenaturierung das gesamte UV-Spektrum stark verändert. Die SORET-Bande flacht sich ab, der Gipfel wandert auf 390—395 mμ, an ihn schließt gleich ein weiterer breiter Rücken an. Bis zur Phenylalaninbande erscheint das gesamte Spektrum etwas nach oben geschoben. Die Tryptophanbande ist als flaches Plateau erkennbar, dessen Schwerpunkt etwa bei 289 mμ liegt. Beide Hämoglobine verhalten sich gleich, wie neben Abb. 3 auch Abb. 5 zeigt. Die auf Abb. 3 dargestellte Form des Spektrums von alkalischem Hämatinglobin ist nicht stationär. Sie verändert sich im Laufe von Tagen und Wochen weiter, wie aus Abb. 5 zu ersehen ist.

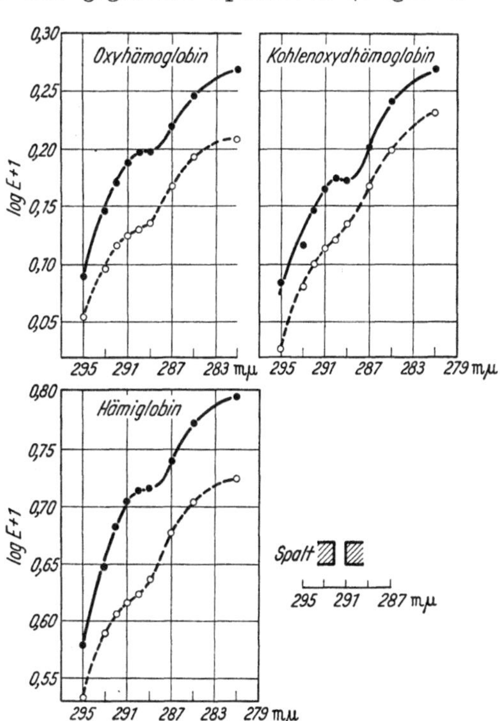

Abb. 4. Tryptophanspektren (typische Farbkurven) von O_2Hb, COHb und Hämiglobin. -•—•- = Nabelschnur-Hb, -○--○- = Erwachsenen-Hb. O_2Hb und COHb sind Hämolysate aus gewaschenen Erythrocyten in schwach ammoniakalischem Wasser, das im Fall des COHb mit CO gesättigt war. Hämiglobin = Hämolysat aus gewaschenen Erythrocyten, mit K_3FeCN_6 versetzt, dialysiert, zur Messung mit Phosphatpuffer pH 6,8 versetzt. — ZEISS-Spektralphotometer.

Vergleichende Messungen im *Infrarot* wurden erstmalig in eigenen Untersuchungen in Zusammenarbeit mit GREINACHER und GREINACHER

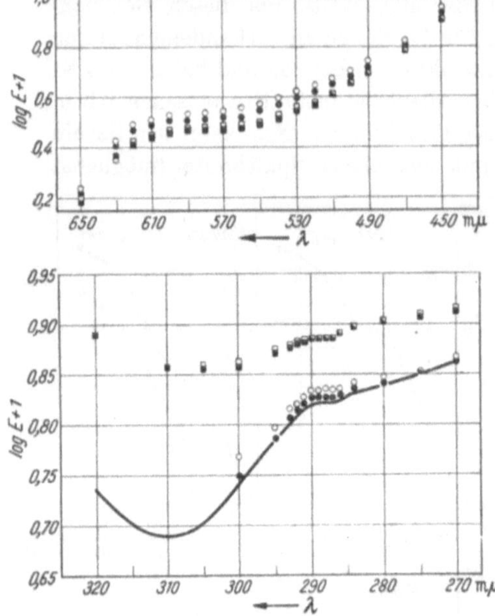

Abb. 5. Sichtbares Spektrum (oben) und Tryptophanspektrum (unten) von alkalischem Hämatinglobin. Typische Farbkurven. Kreise = 14 Tage eingefroren, Vierecke = 14 Tage bei Zimmertemperatur. Ausgezogene Kurve = alkalisches Hämatinglobin sofort nach Denaturierung. ● ●, ■ ■ = Nabelschnur-Hb, ○ ○, □ □ = Erwachsenen-Hb. Alle Präparationen haben gleiche Fe-Konzentration.— BECKMAN-Photometer.

durchgeführt (*194*). Im nahen Infrarot fand sich — bei Messung von O_2Hb und Hämiglobin in wäßriger Lösung — die schon mehrfach beschriebene Bande des O_2Hb bei 920 mμ und die des Hämiglobin bei 1000 mμ (*379*, *498*). Fetaler und bleibender Blutfarbstoff verhielten sich gleich (Abb. 6). Von besonderem Interesse war die Untersuchung des Gebiets oberhalb 2 μ, da sich hier Eiweißbanden befinden. Die Messungen wurden mit dem PERKIN-ELMER-Spektrographen Modell 21 aufgenommen. Dazu wurden pulverisierte Trockenpräparate von COHb und Hämiglobin verwendet; die Substanz wurde nach der Methode von SCHIEDT in KBr gepreßt. Wäßrige Lösungen können für die Messungen wegen der störenden Banden des Wassers nicht verwendet werden. Es zeigte sich eine Doppelbande bei 3—3,5 μ, weiter eine Bandengruppe zwischen 6 und 9 μ. Einzelheiten sind aus Abb. 7 zu

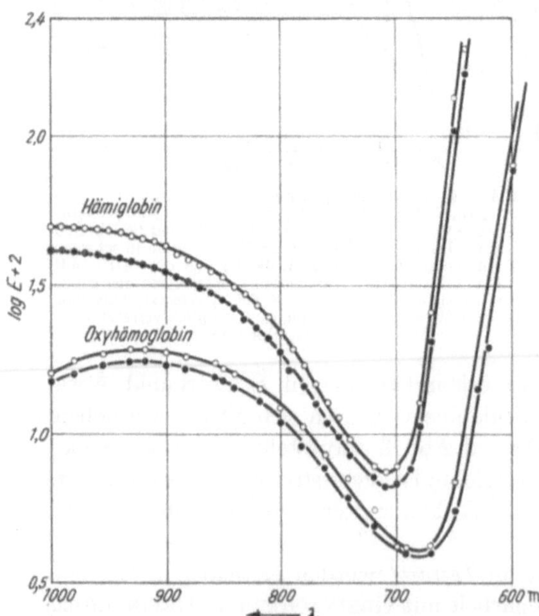

Abb. 6. Spektren (typische Farbkurven) von O_2Hb und Hämiglobin im nahen Infrarot. —●—●— = fetaler Blutfarbstoff, —○—○— = bleibender Blutfarbstoff. Messung des Hämiglobin bei pH 6,8 (Phosphatpuffer). Die Spektren der beiden Blutfarbstoffe sind zur besseren Übersicht jeweils etwas gegeneinander parallel verschoben.

entnehmen. Das Spektrum des Hämiglobin glich dem des abgebildeten COHb. Man darf das gefundene Spektrum nicht als charakteristisch für den Blutfarbstoff ansehen; es handelt sich um ein weitgehend uncharakteristisches Eiweißspektrum. Als Beispiel ist das Spektrum des in seiner

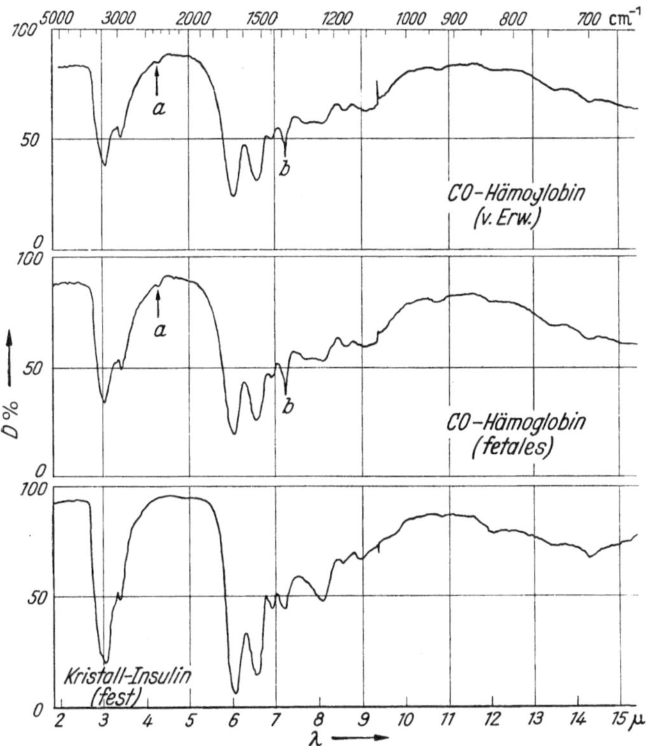

Abb. 7. Infrarotspektren (Durchlässigkeitskurven) von fetalem und bleibendem CO-Hb. Getrockneter pulverisierter Blutfarbstoff in KBr. Bei *a* CO_2-Bande, bei *b* Bande einer Nitratverunreinigung. Zum Vergleich außerdem Kurve von kristallisiertem Insulin.

Aminosäurenzusammensetzung erheblich vom Blutfarbstoff differierenden Insulins beigefügt. Die Ähnlichkeit der Spektren ist überzeugend. Es leuchtet ein, daß, wenn überhaupt im Infrarot Differenzen zwischen fetalem und bleibendem Blutfarbstoff bestehen sollten, diese nur geringe Modifikationen des beherrschenden Grundmusters darstellen können, die apparativ an Einzelspektren nicht zu fassen sind. Die Untersuchungen können also etwaige kleine Differenzen nicht ausschließen. Um sie zu finden oder definitiv ausschließen zu können, muß man viele Kurven beider Farbstoffe statistisch miteinander vergleichen.

Die scharfe Bande bei *b* (7,24 μ) in Abb. 7 rührt von einer Nitratverunreinigung des KBr her (sie ist im Spektrum des Insulins nur angedeutet, da in dem Fall ein besser gereinigtes KBr verwendet wurde). Das kleine Maximum bei *a* (4,28 μ) entspricht einer CO_2-Bande. Es könnte durch eine Bindung des CO_2 an den Blutfarbstoff im Sinne von HENRIQUES und FERGUSON und ROUGHTON bedingt sein[1].

III. Kristallstruktur.

HÜNEFELD sah 1840 als erster Hämoglobinkristalle. Es war eine zufällige Beobachtung, und er hat „nicht sicher ermitteln können, was jene krystallinischen, tafelförmigen Krystalle seien . . .“ Die erste genauere Beschreibung von Hämoglobinkristallen (Meerschweinchen) stammt von REICHERT (1847). Es folgten noch eine Reihe anderer Beobachtungen, doch wurde das Gebiet erst ab 1851 von FUNKE systematisch durchforscht. 1871 konnte PREYER in seiner Monographie bereits über eine Fülle von Tatsachen und methodischen Einzelheiten berichten. Einen vorläufigen Abschluß stellte dann 1909 die umfassende Monographie von REICHERT und BROWN dar, in der 600 Photogramme von Hämoglobinkristallen von über 100 Arten von Wirbeltieren niedergelegt waren. Ihr Vorzug ist vor allem die exakte Ermittlung kristallographischer Daten.

Betrachtet man die große Zahl der bis dahin und auch noch weiterhin bis in die letzte Zeit ermittelten Befunde, dann muß man feststellen, daß dieser Vielfalt an Beobachtungen nur ein recht geringer Erkenntniswert entspricht. Bis vor kurzem war die Kristallographie des Hämoglobin eine rein deskriptive Wissenschaft. Die Hoffnung, die verschiedenen Kristallisationsformen der Hämoglobine forensisch auswerten zu können (*391*), hat sich nicht erfüllt. Erst durch die moderne Röntgenanalyse bahnen sich neue und weitreichende Erkenntnisse an. Durch sie scheinen auch die Widersprüche hinsichtlich der festgestellten Kristallsysteme bei den einzelnen Tierspecies geklärt werden zu können.

Die Unterlagen über das menschliche Hämoglobin sind vergleichsweise gering. Zwar sah schon HÜNEFELD Kristalle von menschlichem Blutfarbstoff, alles in allem aber hemmte die Schwierigkeit, menschliches Hämoglobin zur Kristallisation zu bringen, erheblich die Untersuchungen.

Praktisch kommt nur die Dialyse gereinigter relativ konzentrierter Hb-Lösungen gegen Ammonsulfat oder Phosphatpuffer hoher Konzentration in Frage (S. 10). Die schönsten Ergebnisse liefert nach den eigenen Erfahrungen die Methode von DRABKIN (*141*). Es muß gesagt werden, daß die Kristallisation selten auf Anhieb gut gelingt. Eine Anzahl Momente spielen dabei eine Rolle, die man kaum im einzelnen analysieren kann, — Temperatur, Konzentration der Blutfarbstofflösungen, Reinheitsgrad, Hämiglobingehalt usw. — und die sich nur durch Übung beherrschen lassen. Meist bekommt man, vor allem bei Dialyse gegen Ammonsulfat ein amorphes

[1] Herrn Prof. Dr. MECKE, Direktor des Physikalisch-chemischen Instituts der Universität Freiburg, sei für sein Interesse und seine wertvollen Anregungen für die Durchführung und Interpretation der Infrarotmessungen gedankt.

Präcipitat, das bei mikroskopischer Betrachtung aus kleinen mehr oder weniger runden Körnchen besteht. Diese können gelegentlich doppelbrechend sein als Zeichen, daß ihre Struktur kristallinisch ist. Eine andere Erscheinungsform sind unregelmäßig begrenzte Schollen, die bei gekreuzten Nicols eine aufleuchtende Streifung oder Fiederung zeigen; es handelt sich also um Büschel oder Bündel feinster nadelartiger Kristalle. Bei manchen Präparationen fallen nur mikroskopisch kleine Kriställchen aus. Die Bildung wohlgeformter größerer Kristalle ist anfangs mehr ein Ausnahmeereignis. Fetaler Blutfarbstoff kristallisiert nach den eigenen Erfahrungen leichter als Erwachsenenblutfarbstoff. — Zu Demonstrationszwecken kann man nach AMANTEA dadurch Kristalle gewinnen, daß man einen Tropfen Blut auf dem Objektträger mit etwas Saponin versetzt, ein Deckglas darüber legt und dieses fast völlig mit Paraffin umrandet. Nach einigen Tagen bilden sich Kristalle von reduziertem Hb.

Noch weniger als das menschliche Hb des Erwachsenen wurde das fetale Hb untersucht. Die erste vergleichende Kristallisation wurde 1923 von AMANTEA durchgeführt, ihm folgten PERRIER und JANELLI und NICOLETTI. Eine eingehende Studie stammt von HAUROWITZ (*221*). In den letzten Jahren behandelten JOPE und O'BRIEN ausführlich die Frage. ZINSSER und TANG veröffentlichten die erste Röntgenuntersuchung von fetalen Hb-Kristallen.

Die Kristalle von Erwachsenen-O_2Hb wurden von DRABKIN als tetragonal, von JOPE und O'BRIEN als rhombisch bezeichnet. PERUTZ, LIQUORI und EIRICH konnten zeigen, daß beide Angaben zutrafen: normales Erwachsenen-O_2Hb kann in beiden Kristallsystemen erscheinen. In gleicher Weise wie O_2Hb kristallisieren COHb und Hämiglobin. DRABKIN konnte O_2Hb-Kristalle durch Zusatz der erforderlichen Reagentien zu den Kristallsuspensionen ohne Formänderung in solche von Hämiglobin und Cyan-Hämiglobin überführen (*141*). Dasselbe gelang ihm auch bei Überführung in sauerstofffreies Hb, doch erwiesen sich dann die Kristalle als unbeständig, sie zerfielen nach etwa einer Stunde. HAUROWITZ hatte 1938 in ähnlichen Versuchen zu Kristallen von reduziertem Pferde-Hb Sauerstoff treten lassen; dabei hatten sich in scharfer Grenze die Hb-Kristalle in die anders geformten des O_2Hb umgeformt. Diese Beobachtung bestätigte die alte Erfahrung, daß reduziertes Hb anders kristallisiert als O_2Hb (*406*, *431*). Nach neueren Erfahrungen kann gesagt werden, daß reduziertes Hb sich als einziges Hb-Derivat abweichend verhält: O_2Hb, COHb, Hämiglobin, Cyanhämiglobin kristallisieren gleich.

Woran das liegt, läßt sich zur Zeit noch nicht sagen. Man muß schließen, daß mit der Oxygenierung und Desoxygenierung ein grundsätzlicher Wandel in der Molekularstruktur stattfindet (*407*). Nun konnte gezeigt werden, daß mit der Aufnahme von O_2 und auch von CO ein Wechsel der magnetischen Eigenschaften des Blutfarbstoffmoleküls verknüpft ist (*404*). Doch läuft nach den magnetischen Eigenschaften die Trennungslinie zwischen den einzelnen Hb-Derivaten so, daß auf der einen Seite reduziertes Hb und Hämiglobin stehen, auf der anderen O_2Hb und COHb (*281, 404*). Eine weitere grundsätzliche Differenz zwischen den Derivaten besteht darin, daß reduziertes Hb normalerweise ein Hydrat darstellt und sich bei scharfem Trocknen im Hochvakuum in einen anderen Körper mit einem Hämochromogenspektrum verwandelt (*223, 224*). Durch Wasserzusatz bildet sich wieder typisches reduziertes Hb. O_2Hb trocknet jedoch ohne Änderung der Spektraleigenschaften, ebenso Cyanhämiglobin und Fluorhämiglobin (*292*). Aber auch hier ist es so, daß Hämiglobin sich wie reduziertes Hb verhält; auch es existiert normalerweise als Hydrat und wandelt sich bei scharfer Trocknung reversibel in ein Anhydrohämiglobin um (*292*). Nach diesen Befunden steht also ebenso wie nach den magnetischen Eigenschaften das Hämiglobin auf der Seite des reduzierten Hb, während nach der Kristallisationsform das letztere allein den anderen Derivaten gegenübersteht. Es bleibt abzuwarten, wie sich diese Diskrepanz überbrücken läßt. Interessant ist, daß nach den Untersuchungen von Jonxis sich reduziertes Hb rascher als monomolekularer Film ausbreitet als Oxyhämoglobin und Hämiglobin.

Fetaler Blutfarbstoff des Menschen kristallisiert anders als der des Erwachsenen (Abb. 8). Jope und O'Brien haben folgendes Schema aufgestellt (Tab. 2):

Tabelle 2. *Kristallsysteme des menschlichen Blutfarbstoffes.*

Fetaler Blutfarbstoff		Bleibender Blutfarbstoff	
O_2Hb . . COHb . . Hämiglobin	wahrscheinlich triklin	O_2Hb . . COHb . . Hämiglobin	rhombisch
Hb	different von O_2Hb, COHb, Hämiglobin, möglicherweise monoklin	Hb	monoklin und noch eine andere, bisher nicht ermittelte Form

Wie schon erwähnt, kann bleibendes O_2Hb auch tetragonal kristallisieren. Für den fetalen Blutfarbstoff existieren ebenfalls abweichende Angaben: Zinsser und Tang bezeichnen die von ihnen dargestellten fetalen COHb-Kristalle als möglicherweise rhombisch oder tetragonal. Die von mir dargestellten Kristalle (Abb. 8) wurden von Herrn Doz. Dr. K. R. Mehnert (Mineralogisches Institut der Universität Freiburg, Direktor Prof. Dr. H. Schneiderhöhn) kristalloptisch untersucht. Die *Kristalle des fetalen wie des bleibenden O_2Hb waren tetragonal und optisch negativ.* Dabei waren die fetalen Kristalle relativ häufig verzerrt, so daß sie in diesem Fall als rhombisch imponieren konnten. Trotz des gemeinsamen Kristallsystems wurden, wie in Abb. 8 dargestellt, die fetalen Kristalle immer als kurze Prismen oder auch als Dodekaeder, die von bleibendem Blutfarbstoff immer als Doppelpyramiden angetroffen.

Endgültige Aussagen dürften nur über den Weg der Röntgenanalyse zu erzielen sein, deren bisherige Ergebnisse vor allem auf die Arbeiten von PERUTZ zurückzuführen sind. Die Lagerung der Blutfarbstoffmoleküle kann zu verschiedenen Asymmetrieeinheiten führen. Nach PERUTZ,

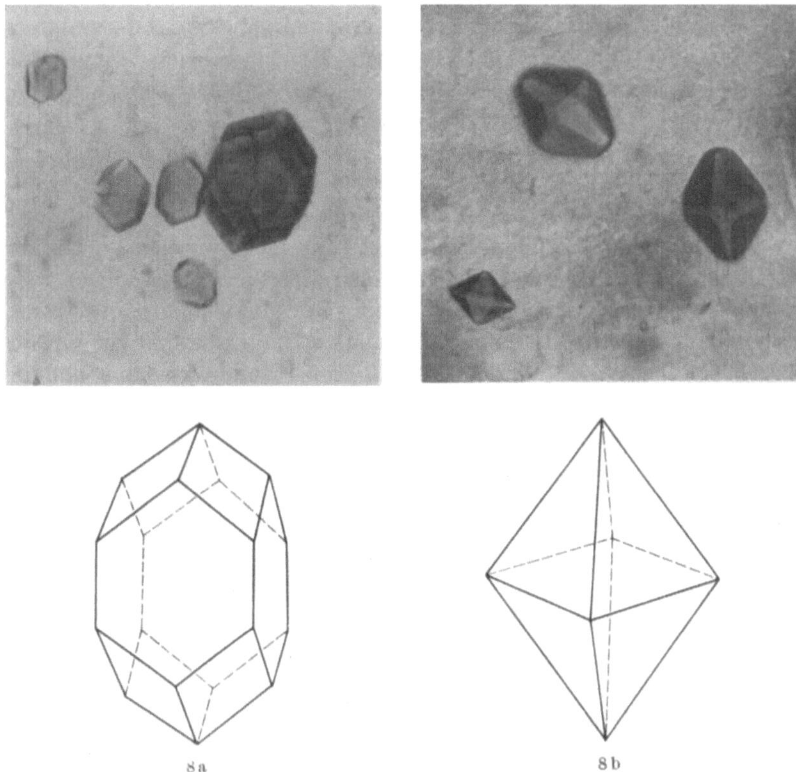

Abb. 8. Oxyhämoglobinkristalle: a) Nabelschnurblutfarbstoff, b) Erwachsenenblutfarbstoff. — Kristallisation mit 2,8 Mol Phosphat, pH 6,7. — Mikrophotogramm: Objektiv 10:1, Okular 8fach, aufgenommen mit schwachem Rotfilter (OG 3) und panchromatischem Negativmaterial. Zur Verdeutlichung des Kristallsystems ist unter jeder Abbildung ein Skizze der am häufigsten angetroffenen Kristalle beigegeben.

LIQUORI und EIRICH enthielten z. B. die tetragonalen O_2Hb-Kristalle des Erwachsenen Asymmetrieeinheiten von einem Molekulargewicht von 34000, während die rhombischen Kristalle solche eines Molekulargewichts von 68000 aufwiesen. Die kleinste Kristalleinheit (der Asymmetrieeinheit übergeordnet), die „unit-cell", war bei beiden Formen aus 4 Hb-Molekülen zusammengesetzt. ZINSSER und TANG fanden für ihre

COHb-Kristalle des fetalen Blutfarbstoffes kleinste Kristalleinheiten von 16 Molekülen. Es ist von Interesse, daß in den Untersuchungen von PERUTZ und Mitarb. das Sichelzell-O_2Hb gleiche tetragonale Kristalle bildete wie normales O_2Hb und daß es sich außerdem durch Impfen mit rhombischen Kristallen von Normal-O_2Hb in gleichen rhombischen Kristallen erhalten ließ. Außerdem aber kristallisierte es in rhombischen Kristallen mit einer Asymmetrieeinheit von einem Molekulargewicht von 136000 und einer kleinsten Kristalleinheit von 8 Molekülen. In diese Kristallisationsform ließ sich normales O_2Hb auch durch Beimpfen nicht bringen. Die Beispiele zeigen, welchen Impuls die Kristallographie der Hämoglobine durch die Röntgenanalyse erhalten hat und welche Fortschritte von ihr zu erwarten sind.

IV. Löslichkeit.

Die Löslichkeit eines Eiweißkörpers gilt als zuverlässiges Kriterium zur Prüfung seiner Einheitlichkeit (*2*, *244*). Meist werden die Untersuchungen in mehr oder weniger konzentrierten Salzlösungen vorgenommen. Löslichkeitsuntersuchungen von Hämoglobinen in Wasser stellten nur LANDSTEINER und HEIDELBERGER an. Dabei erhoben sie den sehr wichtigen Befund, daß sich kristallisiertes Hunde-Oxyhämoglobin in einer gesättigten Lösung von kristallisiertem Pferde-Oxyhämoglobin annähernd so löst, als ob diese Wasser darstelle, und ebenso umgekehrt. Dagegen gelang es nicht, Esel-Oxyhämoglobin in einer gesättigten Pferde-Oxyhämoglobinlösung zu lösen, ebensowenig umgekehrt, d. h. diese beiden Blutfarbstoffe verhielten sich wie isomorphe Hämoglobine. Die Oxyhämoglobine von Ratte und Meerschweinchen lösten sich jeweils in der konzentrierten Lösung des anderen Farbstoffes.

Bei den Löslichkeitsuntersuchungen in Salzlösungen muß man zwei grundsätzlich verschiedene Methoden unterscheiden: a) Löslichkeit in konstant gehaltenem Lösungsmittel, b) Löslichkeit bei Variierung des Lösungsmittels, insbesondere seiner Salzkonzentration. Bei allen Löslichkeitsuntersuchungen muß die zu lösende Substanz lange genug mit dem Lösungsmittel äquilibriert werden. Für exakte Untersuchungen an Hämoglobinen sind dazu mehrere Stunden bis Tage nötig. Außerdem kann man nur Untersuchungen miteinander vergleichen, die unter gleichartigen Bedingungen durchgeführt wurden. Es ist z. B. sehr wichtig ob das Hämoglobin kristallisiert, amorph oder als wäßrige Lösung verwendet wird (*455*).

Zu a): Ein einheitlicher Eiweißkörper löst sich in einer konstant gehaltenen Salzlösung so, daß die Konzentration des gelösten Anteils linear mit der Menge der in die Lösung gegebenen Substanz ansteigt, bis Sättigung erreicht ist. Von nun an bleibt die Menge des gelösten Proteins konstant, gleichgültig wie stark der Bodenkörper vermehrt wird.

Bei uneinheitlichen Eiweißkörpern ist der Anstieg gekrümmt, erreicht keinen scharfen Sättigungspunkt, sondern steigt mit Vermehrung des Bodenkörpers langsam weiter an (*2*, *244*).

Jope und O'Brien führten derartige Untersuchungen an kristallisiertem menschlichen COHb des Erwachsenen durch, wobei sich dieses wie ein einheitlicher Eiweißkörper verhielt. In 2,0 Mol Kaliumphosphatpuffer von p_H 6,7 war bei 22,5° der Sättigungspunkt (Löslichkeitskonstanz) bei 17 g/100 cm^3 erreicht. Eine entsprechende Untersuchung für menschliches fetales Hb wurde noch nicht vorgenommen. Bei Schafen fand Karvonen, daß sowohl der Blutfarbstoff erwachsener Tiere wie der von jungen Feten nicht einheitlich war, sondern aus zwei nah verwandten Komponenten bestand. Das COHb erwachsener Tiere war bei p_H 7,2 rund 20mal leichter löslich als das der Feten; um p_H 5 löste sich fetales COHb leichter. Wyman und Mitarb. hatten mit gleicher Methodik Rinderblut untersucht und hier bei p_H 6,8 eine rund 6mal so leichte Löslichkeit des fetalen COHb festgestellt (*559*).

Zu b): Die Untersuchungen der Löslichkeit von Proteinen bei Variation der Salzkonzentration haben eine erheblich größere Bedeutung gewonnen als die unter a) genannten. Sie sind einfacher durchführbar und bilden die Grundlage für die Eiweißfraktionierung durch Aussalzen. Hämoglobin löst sich mit steigender Salzkonzentration wie andere Eiweißkörper auch erst leichter als in Wasser, um dann in steigendem Maß in seiner Löslichkeit gehemmt zu werden; diese Erscheinung regelt sich nach Gesetzmäßigkeiten, die zuerst von Hofmeister, später u. a. besonders von Cohn näher untersucht wurden. Von einer genügend starken Salzkonzentration ab sinkt die Löslichkeit exponential mit der Zunahme der Salzkonzentration; mit anderen Worten: der Logarithmus der pro Volumeinheit gelösten Substanz bildet graphisch eine mit steigender Salzkonzentration abfallende gerade Linie.

Mathematischer Ausdruck hierfür ist die Löslichkeitsgleichung von Cohn:

$$\log S = \beta - K_s \cdot \frac{\Gamma}{2}$$

S = Löslichkeit des Eiweißes in g/l. — K_s = Aussalzungskonstante; sie repräsentiert das Steigungsmaß der Löslichkeitsgeraden, sie ist unabhängig von Temperatur und p_H und ist bei einem gegebenen Salz für jedes Protein charakteristisch. Bei einem gegebenen Protein wird sie in Übereinstimmung mit der Hofmeisterschen Reihe in der Reihenfolge Kaliumphosphat — Natriumsulfat — Ammonsulfat — Magnesiumsulfat kleiner. — β = Konstante, die die Lage der Geraden im Koordinatensystem definiert (= Abschnitt auf der Ordinate bei der Salzkonzentration Null, d. h. sozusagen die theoretische Löslichkeit in Wasser). Sie ändert sich mit der Temperatur und dem p_H. Mit Annäherung an den isoelektrischen Punkt wird β kleiner, d. h. die Löslichkeitsgerade wird nach links zu den Gebieten geringerer Salzkonzentration parallel verschoben. Im isoelektrischen Punkt besteht die geringste Löslichkeit. Es leuchtet ein, daß die Trennung von 2 Proteinen durch Aussalzen um so sauberer durchzuführen ist, je größer die Differenz ihrer β-Werte ist und je steiler ihre Löslichkeitsgeraden verlaufen, d. h. je größer ihre K_s-Werte sind. Mit Phosphat ist daher die günstigste Arbeitsbedingung gegeben. — $\frac{\Gamma}{2}$ = Ionenstärke, als Gradmesser der Salzkonzentration. Sie berechnet sich als die halbe Summe der Produkte aus Konzentration und Quadrat der Wertigkeit aller anwesenden Ionenarten.

In Abb. 9a ist das Verhalten einer COHb-Lösung vom Erwachsenen und das einer von einem Neugeborenen gegenüber Phosphatpuffer vom p_H 6,5 nach Angaben von ROCHE und DERRIEN dargestellt. Mit steigender Salzkonzentration geschieht erst nichts, bis der Punkt erreicht ist, an dem die Löslichkeit für die im Ansatz vorhandene Hämoglobinmenge nicht mehr ausreicht: Es fällt etwas Blutfarbstoff aus, die Farbstoffkonzentration im Filtrat nimmt also ab. Die eingezeichneten Kurvenlinien zeigen den theoretisch nach der COHN-Gleichung zu erwartenden Verlauf der Ausfällung. Für den größten Teil der Kurven ist gute Übereinstimmung mit den Meßwerten da. Im oberen und unteren Bereich der Kurve weichen die beobachteten Werte von den theoretisch zu erwartenden deutlich ab.

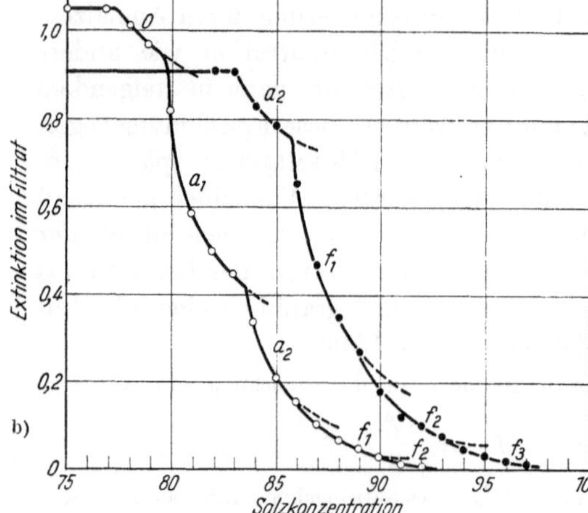

Abb. 9a u. b. Löslichkeitskurven von Blutfarbstoff in Phosphatlösung. a) in halblogarithmischer, b) in numerischer Darstellung. —●—●— = Nabelschnur-COHb, —○—○— = Erwachsenen-COHb. Löslichkeit ausgedrückt als Extinktion des Blutfarbstoffes im Filtrat. Salzkonzentration in Prozent, wobei 3,5 Mol = 100%. p_H 6,5. Temp. 24°. Äquilibrierung 18 Std. — Nach Angaben von ROCHE u. DERRIEN.

Betrachten wir vorerst den ausgezogenen Teil der Kurven. Die des Neugeborenen-COHb verläuft bei höheren Salzkonzentrationen als die des bleibenden COHb. Im Sinne der COHN-Gleichung hat also

Neugeborenen-COHb ein größeres β als Erwachsenen-COHb, während das Steigungsmaß (K_s) beiderseits etwa gleich ist. K_s war bei Erwachsenen-COHb von GREEN, COHN und BLANCHARD für Phosphat (p_H 6,8, Temp. 25°) mit 2,0, β mit 10,4 ermittelt worden. Aus der Abbildung von JOPE und O'BRIEN kann man K_s mit rund 1,5, β mit 8,15 errechnen (Phosphat, p_H 6,7, 0°). Für O_2Hb gilt etwa der gleiche Wert, während K_s für Hämiglobin eher etwas kleiner ist. β ist für Neugeborenen-Blutfarbstoff um nicht ganz 10% höher anzusetzen.

Neugeborenen-Blutfarbstoff ist also bei gleicher Salzkonzentration leichter löslich als bleibender Blutfarbstoff. Aus Abb. 9a ergibt sich ein Verhältnis der Löslichkeiten von etwa 5:1. In Ammonsulfat wird das Verhältnis kleiner — da die Löslichkeitsgerade hier etwas flacher verläuft —, nach eigenen Untersuchungen beträgt es etwa 4:1. Aus einer Mischung von gleichen Teilen fetalen und bleibenden Blutfarbstoffes würde also bei einer gegebenen Salzkonzentration 5 mal mehr des bleibenden Blutfarbstoffes ausfallen als des fetalen. Das ist theoretisch wichtig und bestätigt die Differenz zwischen fetalem und bleibendem Blutfarbstoff. Für die praktische Ausnutzung heißt das aber, daß man von einer Salzfällung keine saubere Trennung von fetalem und bleibendem Blutfarbstoff erwarten kann. Hinzu kommt noch, daß möglicherweise das Trennergebnis durch eine gegenseitige Beeinflussung der Löslichkeit beider Hämoglobine verschlechtert wird, wie SCHAPIRA und Mitarb. durch Phosphatfällung eines Gemisches von Pferde-Hb und radioaktiv markiertem Kaninchen-Hb wahrscheinlich machen konnten (*486*).

Die geschilderten Verhältnisse gelten für Zimmertemperatur und für ein p_H in der Nähe von 6,8. Welche Auswirkung eine p_H-Änderung haben kann, zeigen die oben zitierten Versuche von KARVONEN. Auch Temperaturänderungen scheinen andere Verhältnisse schaffen zu können. Aus den von JOPE und O'BRIEN mitgeteilten Ergebnissen läßt sich ableiten, daß die Löslichkeit des Nabelschnur-COHb mit fallender Temperatur linear absinkt, während die des Erwachsenen-COHb (und ebenso O_2Hb und Hämiglobin) mit einer Temperaturänderung abwärts und aufwärts von 20° bogenförmig ansteigt. Bei 0° lösten sich in 100 cm³ 2 Mol Kaliumphosphat (p_H 6,7) 8 g fetales, aber 24 g bleibendes COHb. Bei 20° löste sich vom fetalen COHb nur um rund 25% mehr als vom bleibenden COHb, was mit dem oben angeführten Löslichkeitsverhältnis von 5:1 nicht harmoniert. Eine Nachprüfung dieser Diskrepanz wäre wünschenswert. Es sei angemerkt, daß KARVONEN die schwerere Löslichkeit des fetalen Schafblutes in Untersuchungen bei 1,5° erhoben hatte, während WYMAN und Mitarb. die leichtere Löslichkeit des fetalen Rinder-Hb bei 7° feststellten.

Etwas unklar ist auch noch die Differenz der Löslichkeit des reduzierten Hb gegenüber der des O_2Hb und des COHb. Nach den erwähnten

Untersuchungen von JOPE und O'BRIEN wäre bei 20° eine rund 5mal kleinere Löslichkeit des Hb gegenüber dem O_2Hb (Erwachsener) anzunehmen, wobei sich fetales Hb noch etwas schlechter löst als bleibendes. Nach ITANO löst sich jedoch fetales reduziertes Hb besser als bleibendes reduziertes Hb (*284*). Nach PERUTZ und MITCHISON ist die Differenz zwischen Hb und O_2Hb nicht so groß; Hb soll nur die halbe Löslichkeit haben. Bei Pferdeblutfarbstoff stellten dagegen DUDLEY und EVANS eine wesentlich leichtere Löslichkeit des Hb gegenüber O_2Hb fest und nutzten dies zur Kristallisation und Umkristallisation des Blutfarbstoffes aus. Von größter klinischer Bedeutung ist die außerordentlich verringerte Löslichkeit des sauerstofffreien Sichelzell-Hb gegenüber der oxygenierten Form, deren Löslichkeit sich nicht von der des normalen O_2Hb unterscheidet (*408*, *408a*). Für COHb des Sichelzellkranken ist neuerdings von ROCHE und Mitarb. eine etwas geringere Löslichkeit in Phosphat festgestellt worden (*454*).

Es war schon erwähnt worden, daß bei Salzfällung von Hämoglobinlösungen die Meßwerte der COHN-Gleichung nicht völlig zu entsprechen pflegen (s. Abb. 9a). Vor allem findet sich, auch nach eigenen Erfahrungen mit Ammonsulfatfällung, nie ein scharfer Knick als Beginn der Ausfällung, wie er theoretisch zu fordern wäre. Abweichungen von der theoretischen Lösungsgeraden hatten KARVONEN bei fetalem und reifem Schafs-Hb die oben erwähnten Lösungsversuche in konstantem Lösungsmittel durchführen lassen, wobei sich herausstellte, daß diese Körper uneinheitlich waren. ROCHE und Mitarb. haben in einer Vielzahl von Untersuchungen die Unregelmäßigkeiten der Fällungskurve nach anderer Methodik analysiert. Wurde die Fällung in einer fein abgestuften Salzkonzentrationsreihe durchgeführt, dann ließ sich (bei numerischer Auftragung der Werte) feststellen, daß die Fällungskurve nicht wie zu fordern in dem glatten Zug einer Exponentialkurve verlief, sondern in einzelne kleine Bögen unterteilt war, wie es Abb. 9b zeigt. Wurden nun die Differenzen der Löslichkeit von Meßpunkt zu Meßpunkt gegen die Salzkonzentration aufgetragen, dann ergab sich eine Kurve, die bei Einhaltung gleicher Versuchsbedingungen stets an gleicher Stelle verschiedene Maxima aufwies. Jedem der kleinen Bögen auf Abb. 9b entspricht ein solches Maximum. ROCHE und Mitarb. interpretieren diese Erscheinung damit, daß die untersuchten Hämoglobine aus mehreren Fraktionen mit differenter Löslichkeit bestehen. Für das fetale Hb wurden die Fraktionen f_1, f_2, f_3 gefunden, für das bleibende Hb a_1, a_2 und gelegentlich noch die Fraktion O. JOPE und O'BRIEN haben gegen diese Folgerung Einwände erhoben. Doch muß festgestellt werden, daß auch mit anderen Methoden häufig eine Inhomogenität der Hämoglobine herauskommt. Die Frage wird darauf hinauslaufen, als was man diese Fraktionen ansehen will: als mehr oder weniger variable physikalische

Zustandsformen oder als definierte Einheiten. Hierüber ist bereits auf S. 6 gesprochen worden.

Muskelfarbstoff hat generell eine wesentlich höhere Löslichkeit als Blutfarbstoff. Myoglobin des Pferdes ist z. B. in 3 Mol Phosphat vom p_H 6,6 noch völlig löslich, während das entsprechende Hämoglobin nur noch in Spuren in Lösung geht (*386*). Ähnliches gilt, wenn auch nicht so ausgesprochen für menschlichen Blut- und Muskelfarbstoff (*465*), so daß für eine präparative Abtrennung des Muskelfarbstoffes vom Blutfarbstoff durch Salzfällung günstige Voraussetzungen gegeben sind.

V. Elektrophorese. Monomolekulare Filme. Chromatographie.

Elektrophorese. Die Elektrophorese ist eine Methode, deren technische Schwierigkeiten erst in den letzten Jahren beherrscht wurden. GEIGER führte schon 1931 kataphoretische Untersuchungen an Hämoglobinen durch. 1938 berichteten LANDSTEINER und Mitarb. über erste Befunde mit der TISELIUS-Apparatur, die mit der Schlierenphotographie festgehalten worden waren. MUNRO und MUNRO untersuchten ebenso wie MOORE und REINER das Globin von Tieren und vom Menschen. In der gleichen Zeit (1944) berichteten ANDERSCH und Mitarb. über erste Ergebnisse der elektrophoretischen Prüfung des Blutfarbstoffes aus Nabelschnurblut von jungen Säuglingen und von Erwachsenen. Bei p_H 7,1 (0,2 Mol Phosphatpuffer) stellten sie fest, daß fetales Hb rascher anodisch wandert als bleibendes Hb. Schon nach 3stündiger Laufzeit trennten sich in einer Mischung von fetalem und bleibendem Hb die Gipfel beider Komponenten (*14*).

Es hat sich herausgestellt, daß diese Angaben nicht zutreffen können. ANDERSCH und Mitarb. scheinen durch Gradienten getäuscht worden zu sein, die nicht Hämoglobin darstellten. Fetaler Blutfarbstoff wandert nach übereinstimmenden neueren Ergebnissen anodisch langsamer, kathodisch rascher als der des Erwachsenen (*47*, *446*, *567*).

Um überhaupt beide Farbstoffe elektrophoretisch zu trennen, bedarf es gewisser Kunstgriffe. Vor allem darf die Salzkonzentration des Puffers nicht zu hoch sein. Man verwendet heute Ionenstärken von 0,03—0,1. Eine schärfere Trennung ist weiter dadurch möglich, daß durch einen Gegenstrom von Puffer die Blutfarbstoffgradienten an einer Stelle gehalten werden, wodurch die Elektrophorese über viele Stunden hinweg durchgeführt werden kann. Die Kräfte der Diffusion einerseits und der Gradientbildung andererseits balancieren sich nach einer gewissen Zeit so aus, daß eine gleichmäßige Gestalt des Gradienten resultiert (= "steady state" nach HOCH), wenn es sich um einen einheitlichen Eiweißkörper handelt. Nebengradienten treten hierbei deutlich zutage. ZINSSER konnte außerdem feststellen, daß in der Nähe des isoelektrischen Punktes die Wanderungsgeschwindigkeiten von fetalem und bleibendem Hb nur gering differieren, daß aber die Differenz größer wird, wenn man bei p_H-Werten arbeitet, die etwas weiter von ihm entfernt liegen, also um p_H 6,5 oder um p_H 8.

In Abb. 10 sind nach RICH typische Elektrophoresediagramme von Blutfarbstoffen dargestellt. Bei dem gewählten p_H wandern alle

Komponenten anodisch, bleibendes Hb rascher als fetales. Durch Mischung von Nabelschnurblutfarbstoff mit dem von Erwachsenen und Vergleich des resultierenden Diagramms mit dem des Nabelschnurblutfarbstoffes allein (der ja stets etwa 20—40% bleibendes Hb enthält) ist eindeutig festgelegt. daß der langsamer wandernde Gipfel dem fetalen Hb zugehört. BEAVEN und Mitarb. wie ZINSSER wendeten den Kunstgriff mit gleichem Erfolg an. Über die Wanderungsgeschwindigkeiten in der Nähe des isoelektrischen Punktes orientiert die nach ZINSSER nachgezeichnete Abb. 11. Aus ihr läßt sich — für die gewählten Versuchsbedingungen — der isoelektrische Punkt für Erwachsenen-COHb mit 6,91—6,94, der für fetales COHb mit 6,97—7,03 ermitteln. Der weitere Streubereich für fetales COHb dürfte sich damit erklären, daß Blutfarbstoff von Neugeborenen und Feten nicht homogen ist. Die Blutfarbstoffproben wanderten um so ausgeprägter als positive Ionen, je jünger die Kinder waren, von denen sie stammten. Es leuchtet ein, daß unterhalb p_H 6,9 beide Hämoglobine kathodisch wandern, und zwar fetales schneller als bleibendes; oberhalb p_H 7,1 anodisch, fetales langsamer als bleibendes. Bei Wahl eines anderen Puffers wurden geringe Änderungen dieser Verhältnisse beobachtet. Auffallend ist, daß fetales reduziertes Hb die gleiche Wanderungsgeschwindigkeit hatte wie fetales Oxy-Hb und fetales COHb, während bleiben-

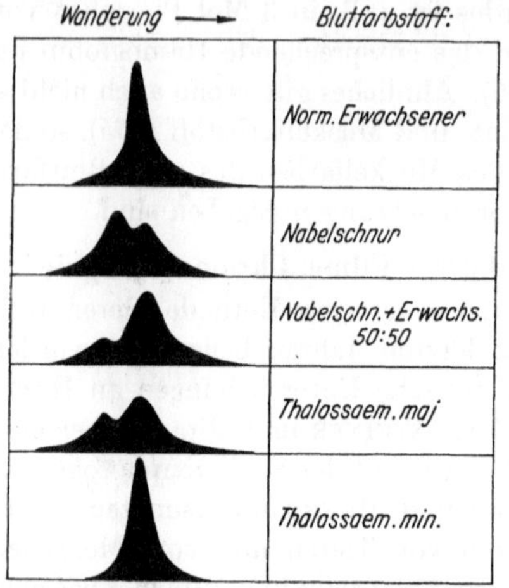

Abb. 10. Elektrophoresediagramme (ascend.) von COHb verschiedener Herkunft. Natriumphosphatpuffer, pH 8,2. Ionenstärke 0,03. Blutfarbstoffkonzentration 1,08 g/100 cm³. Laufzeit 280—300 min. Wanderung nach rechts. — Nach RICH.

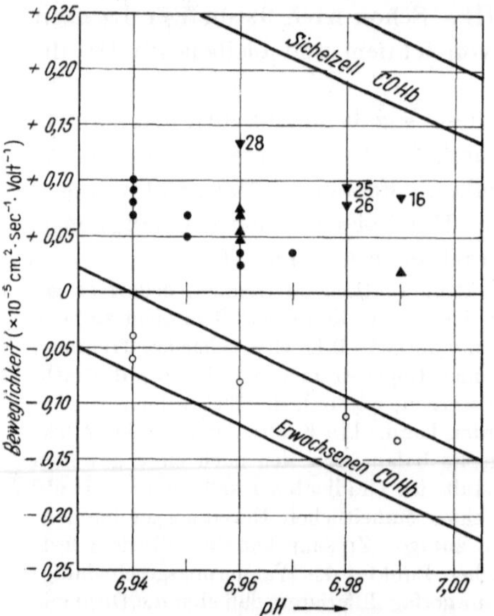

Abb. 11. Elektrophoretische Beweglichkeit von COHb in der Umgebung des isoelektrischen Punktes. ○ = Erwachsene, ● = Neugeborene, ▲ = Frühgeborene, 32—36 Wochen, ▼ = jüngere Frühgeborene; Zeitdauer der Gravidität in Wochen angegeben. Phosphat. Ionenstärke 0,1. Temp. 1°. — Nach ZINSSER.

des reduziertes Hb langsamer kathodisch bzw. rascher anodisch wandert als das zugehörige O_2Hb (*405*). Fetales Hämiglobin wanderte bei p_H 6,96—6,98 anodisch.

Alle Untersuchungen, in denen eine Trennung von fetalem und bleibendem Hb gelang, wurden bisher in der TISELIUS-Apparatur durchgeführt. SPAET, ebenso LARSON und RANNAY konnten mit der Papierelektrophorese (p_H 8,6, Veronalpuffer) die beiden Farbstoffe nicht trennen; dagegen ließ sich sowohl Sichelzell-Hb wie das Hb „C" (S. 102) darstellen.

HOCH entdeckte bei protrahierter Elektrophorese nach dem Prinzip des "steady state" (0,01 Mol Na_2HPO_4) neben dem Hauptgipfel des Erwachsenen-O_2Hb noch zwei kleinere, rascher wandernde Komponenten, die 1,5—2,5% des Gesamtfarbstoffes ausmachten. Die Komponenten wurden isoliert und bei spektrophotometrischer Untersuchung als identisch mit dem Blutfarbstoff des Hauptgradienten gefunden. Um fetales O_2Hb konnte es sich nicht handeln, da dieses hätte langsamer wandern müssen. Dieser Befund ist die einzige sichere Unterlage, die für eine elektrophoretische *Heterogenität des menschlichen Erwachsenen-Hb* spricht. MOORE und REINER stellten bei p_H 2,5 zwar auch eine Aufteilung des menschlichen Erwachsenen-Hb in 2 Komponenten fest, doch handelt es sich bei diesem p_H bereits um denaturierten Blutfarbstoff, was die Schlußfolgerungen recht beschränkt. Das gleiche gilt für die Aufsplitterung des menschlichen Globin bei p_H 2,5, die sie feststellten. MUNRO und MUNRO erhielten bei p_H 5,2 und p_H 7,9 nur eine Komponente von menschlichem Globin; bei p_H 2,5 beobachteten sie eine unvollkommene Aufspaltung. — Bei Kaninchen konnten SCHAPIRA und Mitarb. nach vorheriger Behandlung der Tiere mit Fe^{59} durch Elektrophorese Hb-Fraktionen mit verschiedenem Gehalt an markiertem Eisen darstellen.

Monomolekulare Filme. JONXIS untersuchte, z. T. in Zusammenarbeit mit BRINKMAN, die Ausbreitungsgeschwindigkeit von Hämoglobinen auf verdünnten Pufferlösungen (3 mMol) (*87a, 276, 278*). Es zeigte sich, daß die verschiedenen Hämoglobine zwar im Endzustand die gleiche Fläche einnahmen (9400 cm^2/mg), wobei eine Schicht von etwa 8 Å gebildet wurde, daß aber die Zeit bis zur Erreichung dieser Maximalausbreitung von Species zu Species differierte. In jedem Fall war sie am kürzesten in der Umgebung des isoelektrischen Punktes. Während nun menschliches bleibendes Hb sich sehr rasch ausbreitete, brauchte fetales Hb etwa 10 min dazu. Das Maximum der Ausbreitungsgeschwindigkeit lag bei fetalem Hb bei p_H 6,7. Erwachsenen-Hb hatte 2 Maxima (p_H 6,3 und 6,9), woraus auf 2 Komponenten mit verschiedenem isoelektrischem Punkt geschlossen wurde. Hierbei ist freilich zu bemerken, daß, wenn tatsächlich 2 Fraktionen mit einer derartigen Differenz des isoelektrischen Punktes vorhanden sein sollten, diese mit Leichtigkeit elektrophoretisch zu trennen sein müßten. Offensichtlich kann man den bei diesen Versuchen ermittelten isoelektrischen Punkt nicht mit dem für die Elektrophorese gültigen vergleichen.

Von Interesse war nun, daß der Unterschied zwischen fetalem und bleibendem Hb auch bei Tieren gefunden wurde. Nur waren dabei die Verhältnisse gerade umgekehrt — bei Schaf, Ziege, Rind —: das fetale Hb breitete sich rascher aus. Dieser Befund stand in Parallele mit der Tatsache, daß fetales Hb von diesen Tieren im Gegensatz zu den Verhältnissen beim Menschen alkaliempfindlicher war als das bleibende Hb. Möglicherweise besteht ein direkter Zusammenhang zwischen der durch die Ausbreitungsgeschwindigkeit dargelegten mehr oder weniger leichten Entfaltbarkeit des Blutfarbstoffmoleküls und dem mehr oder weniger raschen Angriff der Lauge an ihm.

Der *isoelektrische Punkt*, der bei diesen Untersuchungen eine entscheidende Rolle spielt, ebenso wie bei der Elektrophorese und bei den Löslichkeitsbestimmungen, ist eine häufig bestimmte Größe. Die ersten Angaben wurden 1911 von MICHAELIS und TAKAHASHI gemacht. Generell läßt sich feststellen, daß alle Hämoglobine einen isoelektrischen Punkt zwischen 6,8 und 7,2 haben, während die anders strukturierten Blutfarbstoffe der Würmer und Mollusken (Hämocyanin, Chlorocruorin, Erythrocruorin) einen isoelektrischen Punkt um p_H 5 besitzen (*451*, *520*). Für die einzelnen Wirbeltierspecies existieren in dem angegebenen Bereich deutliche Differenzen (*451*, *520*). Das bedeutet nicht, daß die Anzahl der freien sauren oder basischen Gruppen different sein muß; auch ihre Anordnung im Molekül ist wesentlich. Die räumliche Nachbarschaft einer freien Aminogruppe zu einer Carboxylgruppe erhöht z. B. die Dissoziation der letzteren (*539*). Auf Grund der recht gleichmäßigen Aminosäurenzusammensetzung der Hämoglobine (S. 17) wird man gerade derartige Strukturdifferenzen berücksichtigen müssen. SCHROEDER und Mitarb. machten speziell für das Sichelzell-Hb im Vergleich mit dem normalen Hb wahrscheinlich, daß die Differenz der elektrophoretischen Wanderungsgeschwindigkeit auf Strukturdifferenzen beruht.

Der genaue Wert für den isoelektrischen Punkt hängt stets etwas von den Versuchsbedingungen, insbesondere von den anwesenden Salzen ab. Selbst für das viel untersuchte Pferde-Hb existiert keine Übereinstimmung. Nach HASTINGS und Mitarb. liegt er für O_2Hb bei p_H 6,7, nach SVEDBERG bei p_H 6,92. Für menschliches O_2Hb gibt FERRY 6,78 $\pm$ 0,03 an. Nach PAULING und Mitarb. und nach ZINSSER könnte der Wert etwas größer sein (6,87 bzw. 6,92). In jedem Fall aber läßt sich nach dem elektrophoretischen Verhalten für das fetale O_2Hb und COHb annehmen, daß der isoelektrische Punkt bei einem um etwa 0,08—0,1 p_H-Einheiten höheren Wert als der des Erwachsenen-O_2Hb und COHb liegt.

Durch Desoxygenation verschiebt sich der bei der Elektrophorese gemessene isoelektrische Punkt des menschlichen Blutfarbstoffes um 0,15—0,2 p_H-Einheiten nach dem sauren Bereich. Das ist insofern überraschend, als Titrationsuntersuchungen gezeigt haben, daß Oxyhämoglobin einen niedrigeren isoelektrischen Punkt haben müsse als reduziertes Hämoglobin. Möglicherweise spielen bei diesem Phänomen die für die Elektrophorese notwendigen Pufferionen eine Rolle (*405*). Wie bereits erwähnt, differiert der isoelektrische Punkt für fetales reduziertes Hb nicht von dem des fetalen COHb.

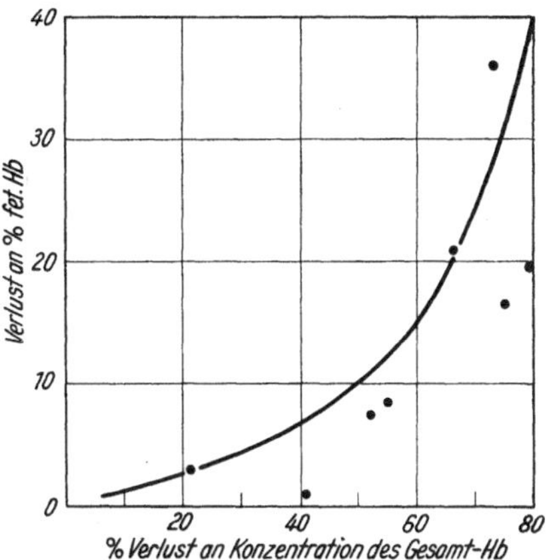

Abb. 12. Mehradsorption von fetalem Hb an Aluminiumhydroxyd in Abhängigkeit vom Verlust an Gesamt-Hb. Die ausgezogene Linie gilt für die Annahme, daß fetales Hb $1^1/_2$mal stärker adsorbiert wird als bleibendes Hb und daß beide Hämoglobine zu gleichen Teilen im Ansatz sind.

Chromatographie. 1913 stellten MARSHALL und WELKER fest, daß Hämoglobin im Gegensatz zu allen anderen geprüften Proteinen (aber auch anderen Kolloiden, wie Kongorot, Fettemulsion, Milch) von Aluminiumhydroxyd nicht, oder jedenfalls nicht maßgebend adsorbiert wird. Daraus konnte eine außerordentlich einfache und wirksame Methode zur Reinigung von Hämolysaten entwickelt werden (S. 9). In Zusammenarbeit mit GREINACHER wurde in eigenen Versuchen die geringe Adsorption des Blutfarbstoffes näher untersucht. Dazu wurde Blutfarbstoff mit Tonerdegel geschüttelt und der Ansatz filtriert. Es zeigte sich, daß aus einem Ansatz, der $^1/_3$ Vol. an Tonerdegel enthielt, etwa 300 mg/100 cm³ an Farbstoffkonzentration verschwand, wenn sich im Ansatz 1000 mg/100 cm³ befanden. Bei niedrigerer Farbstoffkonzentration war der adsorbierte Betrag absolut gesehen kleiner, relativ aber größer; bei höherer Farbstoffkonzentration entsprechend relativ geringer. Mit anderen Worten: Der Adsorptionsverlust an Blutfarbstoff aus einem Ansatz war relativ gesehen um so höher, je niedriger die Hb-Konzentration im Ansatz war. Das entspricht den Adsorptionsgesetzen. Durch Untersuchung von Nabelschnurblutfarbstoff, der ein Gemisch von fetalem und bleibendem Hb darstellt, konnte gezeigt werden, daß fetales Hb stärker an Aluminiumhydroxyd adsorbiert wird als bleibendes Hb. Aus den Versuchsdaten wurde eine knapp $1^1/_2$mal so starke Adsorption errechnet (*66*). Diese höhere Adsorption macht sich naturgemäß um so stärker bemerkbar, je mehr Blutfarbstoff — relativ gesehen — aus einem Ansatz verschwindet (Abb. 12). Ist die

Hb-Konzentration im Ansatz hoch, dann geht, wie oben gezeigt wurde. relativ wenig an Gesamtkonzentration verloren. Infolgedessen macht sich bei Reinigung konzentrierter Hämolysate mit Aluminiumhydroxyd kaum eine Verschiebung im Gehalt an fetalem Hb bemerkbar. Tab. 3 zeigt an Hand von 6 Untersuchungen verschiedener Nabelschnurproben die Differenzen des Gehaltes an fetalem Hb zwischen einer mit Aluminiumhydroxyd nach der auf S. 9 mitgeteilten Technik gereinigten Hb-Lösung und einem einfachen wäßrigen Hämolysat der gleichen Erythrocyten.

Tabelle 3. *Gehalt an fetalem Hb in Prozent.*

Nabelschnurblut Nr.	1	2	3	4	5	6
Wäßriges Hämolysat	55,5	62,5	62,0	70,5	67,5	71,0
Durch Adsorption gereinigte Hb-Lösung	53,5	60,0	57,0	65,0	70,0	69,5

Eine stärkere Adsorptionsaktivität des fetalen Hb läßt sich eindrucksvoll und einfach auch mit Hilfe der *Papierchromatographie* nachweisen, wie SANSONE und CUSMANO 1950 entdeckten (*477*). Ein Tropfen eines filtrierten Hämolysats aus gewaschenen Erythrocyten wird auf ein Ende eines Filtrierpapierstreifens (WHATMAN Nr. 1) aufgetragen. Man läßt nun von diesem Ende her 90%iges Pyridin aufsteigen. Nach 40—50 min ist das Hämoglobin von der Auftragungsstelle fortgewandert und befindet sich einige Zentimeter oberhalb als dichter Fleck, der sich nach oben in einem sich verjüngenden langen Streifen fortsetzt. Verwendet man Neugeborenen-Hämolysat, dann bleibt ein großer Teil des Hämoglobin an der Auftragungsstelle zurück, ein schmaler Streifen zieht mit der Aufstiegsrichtung. SANSONE teilt weiter noch eine horizontale Methode mit (*475*): hierbei wird in das Zentrum eines horizontal auf einer PETRI-Schale gelagerten Filtrierpapierblattes ein Tropfen des Hämolysats gesetzt. Dann läßt man aus einer PASTEUR-Pipette alle 10 sec einen Tropfen Pyridin auftropfen. Bleibendes Hb wandert an die Peripherie und läßt die Auftragungsstelle fast farblos zurück. Bei Nabelschnur-Hb bleibt dort Hämoglobin liegen, während an der Peripherie nur ein zarter Saum von mitgewandertem Blutfarbstoff zu sehen ist. Es ist von Interesse, daß sich Hämoglobin von Kranken mit Thalassaemia major (COOLEY-Anämie) wie solches aus Nabelschnurblut verhielt.

Neben diesen eindeutigen Differenzen des fetalen und des bleibenden Blutfarbstoffes läßt sich mit Hilfe der Papierchromatographie auch eine *Inhomogenität des Erwachsenen-Hb* nachweisen. PONDER konnte Hämoglobin, das er zweidimensional — einmal mit 3%iger Zuckerlösung. dann senkrecht dazu mit Lösung von Rochelle-Salz — aufsteigen ließ.

in 4—6 Fraktionen aufspalten. Dasselbe wurde mit gereinigten Eiweißkörpern wie Serumalbumin, Fraktionen IV und V nach COHN erzielt. Was dieser Aufgliederung zugrunde liegt, läßt sich nach Ansicht von PONDER noch nicht sagen. Ohne sich näher festzulegen, neigt er der Ansicht zu, daß es sich um verschiedene Aggregatzustände der Eiweißkörper handeln könne. Es wird noch erheblicher Arbeit bedürfen, um die Ergebnisse dieser eleganten und einfachen Methode aus dem Stadium der Kuriosität in das eines analytischen Aufschlusses zu bringen. Vielleicht wird von hier eine Klärung des Wesens der Hämoglobinfraktionen (S. 7) möglich sein. — Wie schon auf S. 13 erwähnt, verändern sich die durch Alkalidenaturierung darstellbaren Fraktionen des Erwachsenenblutfarbstoffes durch Adsorption mit Aluminiumhydroxyd nicht.

VI. Verhalten bei Denaturierung.

1. Alkalidenaturierung.

KÖRBERs Entdeckung, daß Blutfarbstoff verschiedener Tiere sehr erheblich in seiner Empfindlichkeit gegenüber Alkali und auch gegenüber Essigsäure differiere, war bald auf Widerspruch gestoßen. Eine Autorität wie PREYER lehnte seine Folgerungen mehr oder weniger als Fehlinterpretation ungenügender Versuchsanordnung ab. Als aber 1888 KRÜGER nachwies, daß sich kristallisiertes Hämoglobin verschiedener Tiere wie Hämolysat aus Vollblut verhielt und weiter, daß es für das Verhalten des Hämolysats gleichgültig war, ob die Erythrocyten in Eigen- oder Fremdplasma aufgeschwemmt waren, konnte an den Tatsachen nicht mehr gezweifelt werden. Die Arbeiten v. KRÜGERs bilden damit die Basis für die große Reihe später mit dieser Methode arbeitenden Untersuchungen.

Durch Alkali wird Oxyhämoglobin in ein bisher nicht näher definiertes Produkt umgewandelt, das verschieden bezeichnet wird. Alkalisches Hämatinglobin dürfte die beste Bezeichnung sein. Die Umwandlung ist von einem Farbumschlag von Rot nach Braun begleitet. Spektrophotometrisch gesehen verschwinden die beiden O_2Hb-Streifen, dafür steigt die Absorption im Rot an (Abb. 1). Die Spektraleigenschaften des Hämatinglobin sind nach abgeschlossener Denaturierung im sichtbaren Bereich für einige Stunden konstant. Im Verlauf von Tagen zeigt sich eine minimale Abflachung, die für die praktischen Erfordernisse bedeutungslos ist. Im Ultraviolett sind die Spätveränderungen beträchtlicher (s. S. 23).

Die Differenz der Absorption im sichtbaren Wellenbereich (Abb. 1) wird zu den Messungen des Vorgangs ausgenutzt: 1. Spektroskopische Beobachtung, wann die O_2Hb-Streifen verschwinden (= Zersetzungszeit nach v. KRÜGER). Vor allem die älteren Untersucher arbeiteten so. Da der Zeitpunkt des Verschwindens nicht sehr genau fixiert werden kann, haften diesem Vorgehen subjektive Fehler an. 2. Messung der Zunahme der Extinktion im roten Spektralbereich. Die Differenzen der Extinktionen von O_2Hb und Hämatinglobin sind hier beträchtlich; das Verhältnis ist, je nach Filterwahl, etwas verschieden, etwa 1:8. Das gibt die Grundlage für eine recht zuverlässige, beliebte Meßmethode. 3. Messung der Abnahme der Extinktion im Grün. Wenn man mit monochromatischem Licht im Bereich des α-Streifens arbeiten kann, ergibt sich eine Reduktion der Extinktion auf $^1/_3$, was eine brauchbare Arbeitsgrundlage darstellt. Bei Arbeit mit Filtern wird die Extinktionsdifferenz zwischen beiden Farbkörpern geringer, das Verhältnis geht auf etwa 2:1 zurück, wird also ungünstiger. Als 4. Möglichkeit kommt die Messung der Abnahme der SORET-Bande in Frage. Das Extinktionsverhältnis ist nach eigenen Messungen bei 415 mμ wie 3,3:1 (Abb. 3). Die Möglichkeiten 2, 3 und 4 geben nach eigenen Messungen gleiche Abläufe des Denaturierungsvorganges, soweit sich das überhaupt bei den erforderlichen verschiedenen Hämoglobinkonzentrationen feststellen läßt.

Eine ganz andere Möglichkeit, den Prozeß der Alkalidenaturierung zu verfolgen, bietet die Tatsache, daß das denaturierte Produkt sich durch $^1/_3$-Sättigung mit Ammonsulfat ausfällen läßt. Man fügt zu 2 Vol. Reaktionsflüssigkeit 1 Vol. einer gesättigten Ammonsulfatlösung, die soviel HCl enthält, daß eine Neutralisierung der Lauge erreicht wird. Der Prozeß wird dadurch unterbrochen; das Denaturierungsprodukt fällt aus; durch Filtration gewinnt man den noch unveränderten Farbstoff. Macht man das an mehreren Proben des Hämolysats oder der Hämoglobinlösung, unterbricht aber nach verschiedenen Zeiten, dann bekommt man einen Überblick, in welcher Geschwindigkeit der Prozeß abläuft. Diese Methode geht auf Untersuchungen von HAUROWITZ zurück. Sie sei „Fällungsmethode" im Gegensatz zu den vorher beschriebenen „optischen" Methoden bezeichnet.

Während man bei den Fällungsmethoden den noch undenaturierten Blutfarbstoff direkt mißt, muß man seinen Betrag bei den optischen Methoden errechnen. Grundlage hierfür ist die Kenntnis der Extinktion zu Beginn des Versuchs (E_0) und der Extinktion nach abgelaufener Denaturierung (E_e). Aus der Extinktion zur Zeit t (E_t) errechnet sich der prozentuale Betrag an noch undenaturiertem Blutfarbstoff $Hb_t = 100 \cdot (E_e - E_t) / (E_e - E_0)$ für Messungen im roten Bereich (Anstieg der Extinktion) und $Hb_t = 100 \cdot (E_t - E_e) / (E_0 - E_e)$ für Messungen bei 576 mμ und 415 mμ (Abfall der Extinktion). Voraussetzung ist, daß in dem gewählten Konzentrationsbereich das LAMBERT-BEERsche Gesetz erfüllt ist, was für Arbeit mit monochromatischem Licht ohne weiteres gilt, für Arbeit mit Filtern jeweils geprüft werden muß.

Die eigene Arbeitsvorschrift für ein Selenzellen-Photometer lautet: Aus gewaschenen Erythrocyten oder auch aus Vollblut wird durch Verdünnen mit leicht ammoniakalischem Wasser (0,04%) ein Hämolysat von 100 mg/100 cm³ O_2Hb hergestellt. 4 cm³ werden in eine Cuvette von 1 cm Schichtdicke gegeben und bei Filter OG 3 die Extinktion (E_0) festgestellt. Mit einer Blutzuckerpipette wird rasch 0,1 cm³ einer 2n-NaOH eingeblasen, durchmischt und gleichzeitig eine Stoppuhr in Gang gesetzt. Anfangs in kurzen Zeitabständen (10 sec), dann in immer längeren wird die Extinktion abgelesen (E_t). Nach 10—15 min wird abgebrochen. Nach 3—5 Std. wird die Endextinktion (E_e) bestimmt. E_0 muß wegen der Verdünnung durch den Zusatz von Natronlauge für die Berechnung mit 40/41 korrigiert werden. Für den Bereich der gewählten Farbstoffkonzentration gilt das LAMBERT-BEERsche Gesetz.

Trägt man die Werte für Hb_t als Logarithmen gegen die Zeit auf, dann resultieren Kurven, wie die in Abb. 13a gezeigten. Bei Hämolysaten

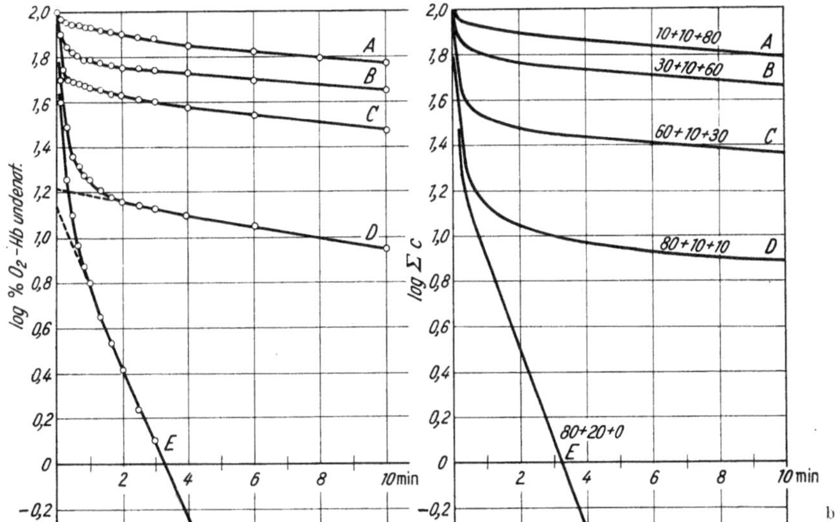

Abb. 13a und b. a) Ablauf der Denaturierung durch Natronlauge in Hämolysaten verschieden alter Kinder. A = 3 Tage, B = 4 Wochen, C = 3 Monate, D = 6 Monate, E = 12 Jahre. Bei D und E sind gestrichelt Extrapolationslinien eingezeichnet. b) Konstruierte Kurven von 3 gleichzeitig mit verschiedener Geschwindigkeit ablaufenden Exponentialfunktionen ($\Sigma c = c_1 \cdot e^{-k_1 \cdot t} + c_2 \cdot e^{-k_2 \cdot t} + c_3 \cdot e^{-k_3 \cdot t}$). $k_1 = 1{,}5 \cdot 10^{-1}\,\text{sec}^{-1}$, $k_2 = 1{,}5 \cdot 10^{-2}\,\text{sec}^{-1}$, $k_3 = 0{,}5 \cdot 10^{-3}\,\text{sec}^{-1}$. Zusammensetzung der Mischungen in der Reihenfolge $c_1 + c_2 + c_3$ an jeder Kurve angegeben.

aus Nabelschnurblut und aus Blut junger Säuglinge geht nach einem kurzen raschen Abfall die Kurve in eine weiterhin nur langsam abfallende Gerade über. Bei Erwachsenenblut zeigt sich ein flach geknickter, ziemlich steil nach unten verlaufender Kurvenzug. Die zwei verschiedenen Perioden der Alkalidenaturierung im Blut junger Säuglinge — erst rascher Abfall, dann nur noch langsame Weiterveränderung — war schon BISCHOFF und SCHULTE aufgefallen und als Ausdruck dessen interpretiert worden, daß sich im Blut junger Säuglinge zwei Hämoglobine nebeneinander befinden müßten, das fetale und das bleibende, deren Mengenverhältnis sich mit Älterwerden des Kindes zugunsten des bleibenden Hb verschiebt. Nachprüfungen ergaben, daß diese Annahme richtig war (*86*, *87*). In der halblogarithmischen Darstellung läßt sich der Betrag an fetalem Hb dadurch feststellen, daß man graphisch nach Null extrapoliert.

Der geknickte Kurvenzug des rasch ablaufenden Prozesses bei Erwachsenen-Hb war erstmalig von BRINKMAN und Mitarb. untersucht worden (*86*). Sie erklärten ihn als zusammengesetzt aus zwei Teilstücken, die der Denaturierung zweier ungleich gegen Alkali empfindlicher Hb-Formen entsprechen sollten. Jede Hb-Form werde nach den Gesetzmäßigkeiten einer monomolekularen Reaktion denaturiert. Der Prozentsatz der etwas widerstandsfähigeren Form lasse sich wie bei der Feststellung der Menge des fetalen Hämoglobin graphisch durch Extrapolation nach Null feststellen. Man kommt dabei auf Mengen von 10—30% des Gesamtfarbstoffes für diese zweite Komponente (Abb. 13a).

Dieser Knick wurde bei allen mit gleicher Methodik arbeitenden Untersuchungen festgestellt, nicht nur bei Menschenblut, sondern auch bei Tieren, Warmblütern und Kaltblütern (*424*). Bei genauer Beobachtung konnte KÜNZER den Knick auch in der langsam ablaufenden Denaturierung des fetalen Hb finden, von der bisher immer angenommen worden war, daß sie (nach Abschluß des ersten, dem Anteil an bleibendem Hb entsprechenden Kurventeils) streng monomolekular ablaufe. Da der Knick bei der üblichen NaOH-Konzentration erst nach 20 min auftritt. war er bisher übersehen worden (*324*). Die Zusammensetzung des zirkulierenden Blutfarbstoffes aus zwei verschiedenen Komponenten schien also einer allgemeinen Gesetzmäßigkeit zu entsprechen.

Unter der Annahme, daß die Denaturierung von Hämoglobin monomolekular ablaufe, wurde in eigenen Untersuchungen die Denaturierung von Blutfarbstoff junger Säuglinge geprüft. Es ließ sich zeigen, daß die Denaturierungskurven bei jungen Säuglingen zwanglos und erschöpfend in drei gleichzeitig, aber mit verschiedener Geschwindigkeit ablaufende monomolekulare Komponenten aufgelöst werden konnten, d. h. mathematisch in drei fallende Exponentialfunktionen (*57*). Hierbei wurde allerdings der von KÜNZER beschriebene noch etwas flacher verlaufende letzte Kurventeil des fetalen Hb nicht berücksichtigt, da die eigenen Beobachtungen immer nach 10—15 min abgebrochen worden waren, d. h. also bevor er auftrat.

Unter den Bedingungen der oben angegebenen Arbeitsvorschrift lag die Reaktionskonstante für die widerstandsfähigste Komponente, das fetale Hb, bei $0{,}5$—$1{,}0 \cdot 10^{-3}\ sec^{-1}$; die für die empfindlichste Komponente des Erwachsenenblutes bei $1{,}5$—$2{,}0 \cdot 10^{-1}\ sec^{-1}$ und die für die etwas resistentere zweite Komponente des Erwachsenenblutes bei 1—$1{,}5 \cdot 10^{-2}\ sec^{-1}$. Dem entsprechen Halbwertzeiten von etwa 20 min, 4 sec und 1 min. Die Reaktionsgeschwindigkeit ist sehr vom p_H und von der Temperatur abhängig. Da es kaum möglich ist, auch nicht mit Puffern, reproduzierbare p_H-Werte einzustellen, leuchtet es ein, daß die

Reaktionskonstanten von Versuch zu Versuch nicht unerheblich schwanken können. Reaktionsgeschwindigkeiten im Ablauf der Alkalidenaturierung als Charakteristika für die Identifizierung bestimmter Hb-Typen zu verwenden, ist also nur unter bestımmten Bedingungen möglich (*324, 506*).

Es schien erwiesen, daß die beiden postulierten Hämoglobine des Erwachsenen bereits beim Säugling vorhanden sind. Wenn er anfängt, bleibendes Hb zu bilden, bildet er gleich beide Formen. Kurven, die nach dem angenommenen Tatbestand dreier gleichzeitig mit verschiedener Geschwindigkeit ablaufender monomolekularer Reaktionen konstruiert wurden, ähnelten in der Form außerordentlich denen, die experimentell bei Säuglingen zu erhalten waren (Abb. 13b). Mischungen von Hämoglobinlösungen Neugeborener mit denen älterer Kinder zeigten im Denaturationsversuch den theoretisch nach der Annahme dreier Hb-Typen zu erwartenden Verlauf (*57*). Und doch war die Annahme zweier Hb-Typen im Erwachsenenblut nicht richtig.

Wenn Erwachsenen-Hb aus zwei Komponenten mit verschiedener Alkaliempfindlichkeit besteht, dann muß es gelingen, die etwas resistentere Form dadurch von der empfindlichen zu befreien, daß man die Alkalidenaturierung zu einem richtig gewählten Zeitpunkt unterbricht und die denaturierte empfindliche Komponente mit Ammonsulfat ausfällt. JONXIS hatte auch über derartige Versuche berichtet (*278*). Eigene Versuche verliefen negativ. Es wurde hierbei von einem Ausgangshämolysat A ein Teil der fraktionierten Alkalidenaturierung unterworfen. Das abfiltrierte noch undenaturierte Hb (B) wurde zur Entfernung des störenden Ammonsulfats dialysiert und anschließend A und B zur gleichen Zeit und unter gleichen Versuchsbedingungen (z. B. Einstellung auf gleiche Hb-Konzentration) der Alkalidenaturierung unterworfen. Abb. 14 zeigt das Resultat eines solchen Versuchs. B denaturiert ebenso wie A. Der rechnerisch für den Fall zu erwartende Kurvenverlauf, daß es zwei Hb-Formen mit unterschiedlicher Alkaliresistenz im Erwachsenenblut gibt, ist punktiert dargestellt. Nicht immer fielen B und A zusammen. Meist lag Kurve B gering höher als A, niemals aber dort, wo sie rechnerisch eigentlich sein sollte. Das gleiche Ergebnis wurde erhalten, wenn statt der optischen Kontrolle des Denaturierungsablaufs der Vorgang mit der Fällungsmethode verfolgt wurde (Abb. 14b).

Damit wurden Einwände bestätigt, die schon 1940 von BAAR und HICKMANS geäußert, aber wenig beachtet worden waren. Diese Autoren hatten nach ihren Versuchen angenommen, daß die Retardierung des zweiten Teils der Denaturierung vom Erwachsenen-Hb durch eine Hemmwirkung der Reaktionsprodukte und eine Absorption von CO_2 bedingt sei. Hinzu kommt, daß die Annahme von 2 geraden Teilstücken der Denaturierungskurven schon eine Vereinfachung darstellt. Bei Messungen mit verbesserter Methodik konnte KUBOWITZ noch mehr

„Knickpunkte" feststellen. Es läßt sich also nicht mehr aufrecht erhalten, daß Erwachsenen-Hb aus zwei definierten, different gegen Alkali empfindlichen Hb-Formen besteht. Entweder stimmt die Annahme nicht, daß der Denaturierungsvorgang monomolekular abläuft; er könnte nach der Annahme von BAAR und HICKMANS durch sekundäre Faktoren gestört sein. Oder es liegt der Blutfarbstoff in verschiedenen nicht scharf definierten Zustandsformen vor, die ineinander übergehen können. Die Frage läßt sich ohne entsprechende Untersuchungen nicht entscheiden.

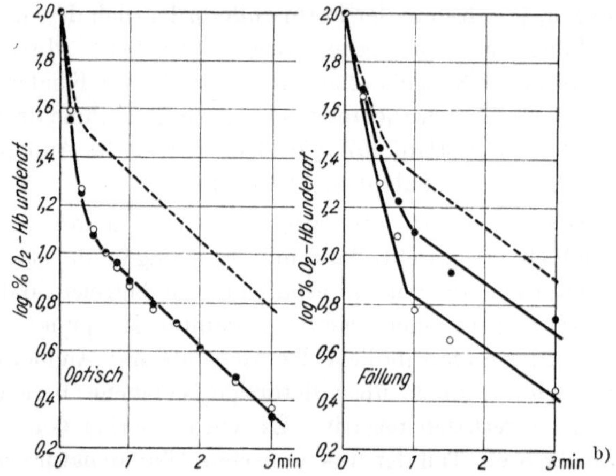

Abb. 14a und b. Alkalidenaturierung von Erwachsenen-Hb. ○ = einfaches Hämolysat, ● = aus dem Hämolysat durch fraktionierte Alkalidenaturierung dargestellt. - - - - - - - = theoretisch zu erwartender Kurvenverlauf für das durch fraktionierte Alkalidenaturierung dargestellte Präparat, wenn Annahme zutrifft, daß Erwachsenen-Hb aus 2 verschieden gegen Alkali empfindlichen Hämoglobinen besteht. — a) Direkte Photometrierung, b) Fällungsmethode. NaOH-Konzentration: a) = 0,05 n, b) = 0,033 n.

Ein im ersten Anblick erstaunliches Phänomen zeigt sich, wenn man COHb des Erwachsenen der Alkalidenaturierung unterwirft. Im Gegensatz zu O_2Hb, das rasch braun wird, bleibt die Lösung rot; erst nach einigen Minuten beginnt eine Farbänderung deutlich zu werden. Das war schon vor fast 100 Jahren HOPPE-SEYLER bekannt, der von WOLFF, einem Bergwerksarzt, auf die eigentümliche stabile helle Rotfärbung des Blutes von CO-Vergifteten aufmerksam gemacht worden war (*254*). Er gründete darauf einen Test zur Erkennung von COHb (*255*): Normalblut wandelt sich mit Natronlauge zu einer schwarzen schleimigen Masse um, die in dünner Schicht auf Porzellan grün-braun aussieht. CO-Blut gibt unter denselben Bedingungen eine rote Schicht. Ebenso gibt natürlich normales Nabelschnurblut eine rote Schicht, weil es alkaliresistent ist, weshalb dieses Phänomen als „falsche" CO-Reaktion beschrieben wurde. BAAR und HICKMANS hatten 1940 die langsame Farbänderung des COHb im Denaturierungsansatz photometrisch verfolgt. In eigenen Versuchen wurde die Denaturierung von COHb vergleichend photometrisch und mit der Fällungsmethode untersucht und dabei ergab sich die überraschende Feststellung, daß die alkalistabile rote Färbung des COHb eine Stabilität nur vortäuscht, offensichtlich bedingt durch die Bildung eines CO-Hämochromogens. Bei $^1/_3$-Sättigung mit Ammonsulfat unter gleichzeitiger Neutralisierung fällt ein Präcipitat aus, das allerdings im Gegensatz zu dem braun gefärbten Präcipitat des O_2Hb auf dem Filter rot aussieht. Nach der Fällungsmethode verleiht das CO dem Blutfarbstoff nur eine geringfügige Stabilisierung: die Halbwertzeiten für die Denaturierung verhalten sich zwischen O_2Hb und COHb wie 1:2, während nach der optischen Methode die große Differenz von 1:30 festzustellen war. Bei diesen Versuchen kam noch ein anderes Ergebnis heraus: auch bei O_2Hb differiert die Denaturierung je nachdem, ob sie mit Fällung oder optisch festgestellt wird. Die Halbwertzeiten verhalten sich bei Fällung zu optischer Methode etwa wie 1:1,5 (s. Abb. 15).

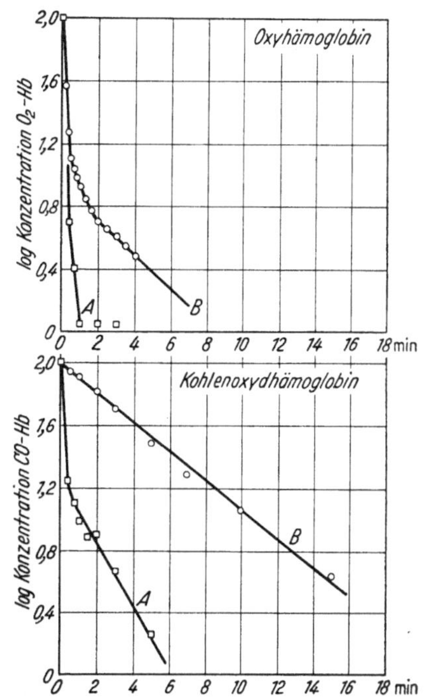

Abb. 15. Verlauf der Alkalidenaturierung von Blutfarbstoff des Erwachsenen, ermittelt A mit einer Fällungsmethode, B mit direkter Photometrie. Oben O_2Hb, unten COHb. Blutfarbstoffkonzentration für alle Ansätze = 80 mg/100 cm³. Laugenkonzentration = 0,05n.

Damit ist ein grundsätzlich wichtiger Punkt herausgestellt: *Die Veränderungen am Hämoglobinmolekül, die die Fällbarkeit mit $^1/_3$ Ammonsulfat bedingen, sind andere als die, die bei der optischen Kontrolle der Denaturierung erfaßt werden.* Die ersteren kommen rascher zustande. Man kann die Ergebnisse beider Methoden nicht ohne weiteres miteinander vergleichen.

Auf Grund dieser Befunde führte KÜNZER gleichartige Untersuchungen an fetalem Blutfarbstoff durch (*325*). Hier zeigte sich nun, daß die mit optischer Methodik erfaßbaren Veränderungen den mit Fällung erfaßbaren vorauseilen. CO bedingte keine Verzögerung; ein etwaiger Effekt geht offensichtlich in der durch das andersartige Globin bedingten noch größeren Verzögerung der Denaturierung unter.

Die differenten Befunde bei optischer und Fällungsmethode unterstreichen die Forderung, daß man mit Schlußfolgerungen aus dem äußeren Aspekt der Alkalidenaturierung recht zurückhaltend sein muß. Was letztendlich am Eiweißmolekül geschieht, wissen wir nicht. Gewisse Anhaltspunkte geben die Untersuchungen von VARS und BOXER an reinem Globin. Sie fanden einen Abbau des Moleküls zu Einheiten von einem Mol.-Gewicht von 34000 und weiter noch zu Bruchstücken von 10000—14000. Außerdem traten Veränderungen an den einzelnen Aminosäurebestandteilen (Desaminierung, Racemisierung) auf. Der Ablauf zieht sich über Wochen hin, was gut zu der oben festgestellten langsamen Weiterveränderung des UV-Spektrums paßt (S. 23).

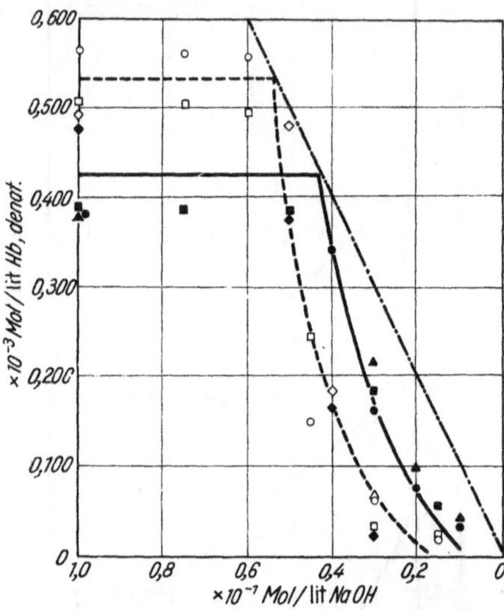

Abb. 16. Verhalten verschiedener Hämolysate von Nabelschnurerythrocyten (ausgefüllte Figuren, durchgezogene Kurve) und Erwachsenen-Erythrocyten (konturierte Figuren, gestrichelte Kurve) gegenüber fallenden Konzentrationen von Natronlauge. Einwirkung der Lauge 12 Std., anschließend Ausfällung des denaturierten Anteils. Die von rechts schräg nach links oben ansteigende durchbrochene Linie zeigt die NaOH-Konzentration an, bei der gerade noch völlige Denaturierung erfolgt.

Es ist ungeklärt, worauf die höhere Alkalistabilität des fetalen Hb beruht. Sie ist nicht etwa dadurch bedingt, daß fetales Hb mehr Alkali benötige, um im gleichen Ausmaß verändert zu werden wie bleibendes Hb. Das ließ sich folgendermaßen zeigen. Mehrere Proben eines relativ konzentrierten Hämolysats wurden mit fallenden Mengen Natronlauge versetzt und über Nacht stehen gelassen. Nach Ausfällung des denaturierten Anteils zeigte sich, daß die Denaturierung nur bis zu einem gewissen Punkt vollständig war, mit weiter fallender NaOH-Konzentration nahm der denaturierte Betrag rasch ab. Dabei verhielten sich, wie Abb. 16 zeigt, Hämolysat aus Nabelschnurblut und aus Erwachsenenblut gleich. Die geringe Verlagerung der Mittelwertskurve für fetales Hb nach geringerer NaOH-Konzentration ist durch die zufälligerweise im Durchschnitt geringere Hb-Konzentration dieser Hämolysate bedingt, was ohne weiteres einleuchtet. Für eine restlose Denaturierung ist bei beiden Farbstoffen die gleiche Laugenkonzentration von rund 100 Mol NaOH auf 1 Mol O_2Hb erforderlich. Diese Befunde stehen im Einklang mit der Feststellung KÜNZERs, daß nach Denaturierung gleicher Farbstoffkonzentrationen mit gleicher Laugenkonzentration der resultierende p_H-Wert in Hämolysaten aus Nabelschnur- und Erwachsenenblut gleich ist (*324*).

In bezug auf die zur Denaturierung erforderliche Menge an Natronlauge ist also fetales Hb keineswegs stabiler als Erwachsenen-Hb.

Es ist nur der Angriff der Lauge am Hämoglobinmolekül verlangsamt. Woran das liegt, ist vorerst nicht anzugeben (s. a. S. 38). Es ist in diesem Zusammenhang die Feststellung von CUTILLO interessant, daß Erwachsenenblutfarbstoff durch Behandlung mit Formol zu einem Teil eine erhöhte Widerstandsfähigkeit gegen Alkalidenaturierung bekommt.

Abgesehen von diesen theoretisch recht interessanten Fragen hat die Alkalidenaturierung im praktischen Gebrauch ihren unschätzbaren Wert für die exakte Ermittlung des Prozentsatzes an fetalem Hb in einer Blutprobe. Neben ihr kommt zu diesem Zweck nur die fraktionierte Salzfällung nach ROCHE und Mitarb. in Frage (*452*, *453*) und in gewissem Umfang die Elektrophorese und die Messung der Tryptophanbande nach RICH (S. 23). Als neueste Methode ist die serologische Differenzierung nach CHERNOFF hinzugekommen (S. 53). Mit keiner Methode ist aber die Bestimmung so einfach durchzuführen wie mit der Alkalidenaturierung. Arbeitet man mit der optischen Methode, dann gewinnt man den Wert, wie oben gezeigt, durch graphische Extrapolation nach Null. Sinkt der Betrag unter 10%, dann ist keine sichere Ermittlung mehr möglich, weil die unvermeidlichen Ablesefehler bei der Feststellung der letzten geringen Extinktionswerte bis zur völligen Denaturierung ein zu großes Gewicht erhalten. Hier kommt nur eine Fällungsmethode in Frage, z. B. die von SINGER und Mitarb. oder die oben auf S. 15 angegebene eigene Variation. Es zeigt sich dabei, daß auch bei Untersuchung von Erwachsenenhämolysat ein geringer Betrag an gefärbter Substanz im Filtrat erscheint; ein Betrag, der im Höchstfall etwa 2% „alkaliresistentem Hb" entsprechen würde. Es handelt sich nach den Untersuchungen von SINGER und Mitarb. aber offensichtlich nicht um alkaliresistentes Hämoglobin, sondern um irgendein anderes Blutfarbstoffderivat, vielleicht ein Abbauprodukt. Für die Messung des fetalen Hb sind optische und Fällungsmethode durchaus miteinander vergleichbar, da die Differenz der Alkaliempfindlichkeit so groß ist, daß andersartige Faktoren dabei nicht stören. In einer großen Anzahl von Messungen, die von meinen Mitarbeitern KLEINKNECHT, MELCOP, KAPP-SCHWOERER, GREINACHER durchgeführt wurden, zeigte sich jedenfalls keine signifikante Differenz, obwohl anfänglich der Eindruck entstand, daß die mit Fällung ermittelten Werte durchweg niedriger lägen (s. Abb. 32). Nach der Fällungsmethode ist es gleichgültig, ob man statt O_2Hb Cyanhämiglobin oder COHb nimmt (*325*); die optische Methode darf nur für O_2Hb angewendet werden. Die Fällungsmethode liefert exaktere Werte: nach Doppelbestimmungen von MELCOP wurde eine Differenz von $\pm$ 1,5% fetales Hb nicht überschritten. Bei der optischen Methode muß man mit einer Fehlerbreite von $\pm$ 5% fetales Hb rechnen. Für die Ermittlung der Hb-Fraktionen des Erwachsenenblutes kommt nur die optische Methode in Betracht.

2. Andere Denaturierungsmaßnahmen.

Schon KÖRBER hatte neben Laugendenaturierung die *Säuredenaturierung* geprüft und auch hiermit Differenzen zwischen den Hämoglobinen verschiedener Tierspecies gefunden. Da die Säuredenaturierung für die Differenzierung des menschlichen fetalen Hb jedoch nicht von Bedeutung ist, kann auf eine längere Besprechung verzichtet werden. Das fetale Hämoglobin wird nach den Untersuchungen von BISCHOFF durch Essigsäure nur geringfügig langsamer denaturiert als das Erwachsenenhämoglobin (*74*). Die Denaturierung durch Salzsäure — aus praktischen Gründen wegen der Hämoglobinbestimmung nach SAHLI wichtig — läuft bei fetalem Hb in gleicher Weise wie bei Erwachsenen-Hb ab und führt zu einem Endprodukt mit gleichem Spektrum im sichtbaren Wellenbereich (*329*). Durch SCHENK wurde der Befund erhoben, daß Globin aus Farbstoff des Nabelschnurbluts durch *Salzsäure-Pepsin* langsamer verdaut wird als Globin aus Erwachsenenblut. Der Prozeß dauerte bei der gewählten Versuchsanordnung bei Erwachsenen-Hb 2—10 Std., bei fetalem Hb 37 Std. Sonst ist, soweit sich übersehen läßt, der an sich recht wesentlichen Frage, wie sich fetales und bleibendes Hb gegenüber dem Angriff von Fermenten verhalten, wenig Interesse entgegengebracht worden.

Für die oben schon erwähnten besonderen Eigenschaften des COHb wären jedoch Untersuchungen von ROSS zu erwähnen. Er fand, daß COHb (Pferd) durch Trypsin langsamer verdaut wird als O_2Hb. Vor allem ist wesentlich, daß das Abbauprodukt trotz schon vorhandener Degradation rot blieb, während sich O_2Hb rasch braun verfärbte, also ganz ähnlich, wie es bei der Alkalidenaturierung von COHb der Fall ist. ROSS glaubt, daß durch CO ein Schutz des Teiles des Moleküls erfolgt, der die Häm-Protein-Bindung enthält. Ein ähnlicher Mechanismus könnte bei der stabilen Rotfärbung des Blutes von CO-Vergifteten eine Rolle spielen, wenn bereits eine weitgehende autolytische Zersetzung des Körpergewebes eingetreten ist. Eine gleichsinnige Differenz zwischen O_2Hb und COHb fanden STARY und TEKMAN in der Fällbarkeit des Farbstoffes durch Kationenseifen. Fetaler und bleibender Blutfarbstoff differieren in ihrer Empfindlichkeit gegenüber Kationenseifen nicht, soweit es sich aus Untersuchungen meiner Mitarbeiterin GREINACHER bisher übersehen läßt.

Die *Hitzedenaturierung* des Hämoglobin ist ebenfalls kaum untersucht worden, obwohl sie reproduzierbare und zur Charakterisierung von Eiweißkörpern geeignete Resultate gibt (*28, 352, 352a*). HARTRIDGE widmete ihr 1912 eine Studie an Hundehämoglobin, aus der zu entnehmen ist, daß die einzelnen Blutfarbstoffderivate sich verschieden verhalten. COHb war am widerstandsfähigsten. O_2Hb erreichte eine gleiche Koagulationsrate schon bei um 11° C niedrigeren Temperaturen.

Da fetales und bleibendes Hb des Menschen noch nicht geprüft worden sind, wurden entsprechende Untersuchungen durchgeführt. Die Ergebnisse lassen sich aus Abb. 17 ablesen. Danach gerinnt fetales O_2Hb schon bei niedrigeren Temperaturen als bleibendes O_2Hb. 50%ige

Denaturierung war bei der gewählten Versuchsanordnung bei fetalem O_2Hb mit 73,5° erreicht, bei bleibendem O_2Hb mit 75,5°. Cyanhämiglobin war bei beiden Farbstoffen etwas resistenter. Durch Prüfung bei verschiedenen p_H konnte ausgeschlossen werden, daß es sich bei der Differenz um einen zufälligen, durch den verschiedenen isoelektrischen Punkt der beiden Hämoglobine bedingten Effekt handelte *(63)*.

Der Befund einer rascheren Temperaturdenaturierung des fetalen Blutfarbstoffes ist wesentlich, um der Anschauung entgegenzutreten, daß fetales Hb überhaupt „stabiler" sei als Erwachsenen-Hb; eine Auffassung, die leicht aus der erschwerten Natronlaugen-Denaturierung abgeleitet wird. Davon kann keine Rede sein. Je nach Wahl des Denaturierungsmittels stellt sich die Denaturierungsempfindlichkeit des fetalen und des bleibenden Hb anders dar. Die Säuredenaturierung lief z. B., wie erwähnt, gleich ab. Kürzlich konnten GARDIKAS und Mitarb. zeigen, daß fetales Hämiglobin gegen Einwirkung von Harnstoff labiler ist als bleibendes Hämiglobin, gegenüber der Einwirkung von Natriumsalicylat aber stabiler.

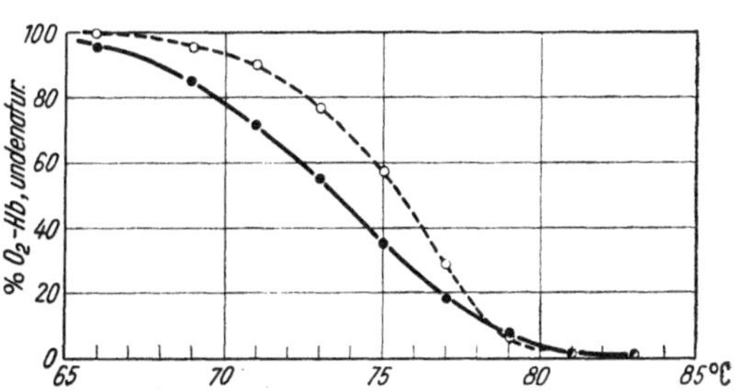

Abb. 17. Hitzedenaturierung von Oxyhämoglobin. -•—•- = Nabelschnur-Hb, -o—o- = Erwachsenen-Hb. Hämolysate aus gewaschenen Erythrocyten, O_2Hb = 1000 mg pro 100 cm³. Phosphatpuffer p_H 6,8. Proben von 1 cm³ wurden 2 min bei 50° vorgewärmt, 2 min in ein Wasserbad von der gewünschten Temperatur gehalten, anschließend rasch abgekühlt. Nach Zusatz einer verdünnten Kaliumferricyanid-Kaliumcyanid-Lösung (4 cm³) filtriert und im Filtrat die Farbstoffkonzentration als Cyanhämiglobin gemessen.

VII. Antigen-Eigenschaften.

1901 konnte LEBLANC nachweisen, daß man mit gereinigtem Hämoglobin — er verwendete fraktionierte Ammonsulfatfällung — Kaninchen immunisieren und auf diese Weise Seren erhalten konnte, die in vitro mit dem gleichen Hämoglobin ein Präcipitat bildeten. Von der großen Zahl der auf diese Entdeckung aufbauenden Arbeiten seien nur wenige zitiert, wie die sehr sorgfältige Studie von DEMEES und die Arbeit von THOMSEN, in der erstmalig gezeigt wurde, daß man die mit Hämoglobinen an Kaninchen erzeugte Sensibilisierung mit Hilfe der anaphylaktischen Reaktion nachweisen kann. Mit den Arbeiten von HEIDELBERGER und LANDSTEINER, HEKTOEN und Mitarb., JOHNSON und BRADLEY wurde der gesamte Fragenkomplex im wesentlichen abgeklärt.

Danach ist folgendes festzustellen: 1. Hämoglobin ist ein schwaches Antigen. Es muß sehr sorgfältig gereinigt werden, damit nicht andere Stoffe, insbesondere Stromareste Fälschungen der Ergebnisse verursachen. Ein reines Hämoglobin-Antiserum darf an intakten Erythrocyten

4*

keine Wirkung zeigen. 2. Die erzeugten Antiseren sind speciesspezifisch. Bei nahverwandten Tieren wurden Kreuzreaktionen beobachtet, die sich aber z. T. durch vorherige Absorption (d. h. Reagierenlassen des Serums mit dem einen Hämoglobin, wonach das Präcipitat entfernt und das restierende Serum zu dem Versuch mit dem anderen Hämoglobin verwendet wird) vermeiden ließen. 3. Träger der antigenen Wirkung ist das Globin. BREINL und HAUROWITZ machten wahrscheinlich, daß der erzeugte Antikörper ein Eiweiß von Globulincharakter ist.

Erst 1940 wurde durch DARROW und Mitarb. die serologische Prüfung auf die Differenzierung von fetalem und bleibendem Blutfarbstoff des Menschen übertragen. Sie reinigten Hämolysate von Erwachsenen- und Nabelschnurblut mit Aluminiumhydroxyd und immunisierten damit Kaninchen. Die beiden verschiedenen Antiseren reagierten mit beiden Blutfarbstoffen. Wurde aber das Anti-Nabelschnur-Hb-Serum mit Erwachsenen-Blutfarbstoff absorbiert, dann blieb noch eine Aktivität gegen Nabelschnur-Hb zurück. Daraus war abzuleiten, daß fetales Hb einen spezifischen Antikörper erzeugt.

1950 haben VECCHIO und BARBAGELLO die Befunde von DARROW und Mitarb. bestätigen können, ebenso 1952 SANSONE und DURAND, wobei sich außerdem herausstellte, daß der Blutfarbstoff von COOLEY-Kranken sich serologisch wie Nabelschnur-Blutfarbstoff verhielt. CHERNOFF erweiterte die Untersuchungen 1953 dadurch, daß er den nur schwachen antikörperbildenden Effekt von Hämoglobin durch Beifügung von FREUNDschem Adjuvans steigerte und weiter neben Erwachsenen- und Nabelschnurblutfarbstoff ein reines, durch fraktionierte Alkalidenaturierung dargestelltes fetales Hämoglobin benutzte. Außerdem stellte er Antiserum gegen Sichelzell-Blutfarbstoff her. Für die Versuche standen also zur Verfügung: 1. Blutfarbstoff normaler Erwachsener (= AHb), 2. Blutfarbstoff aus Nabelschnurblut (= NSHb), 3. fetaler Blutfarbstoff (= FHb), 4. Blutfarbstoff eines Sichelzellkranken, der 99% Sichelzell-Hb besaß (= SHb). Entsprechend waren an Antiseren vorhanden: Anti-AHb, Anti-NSHb, Anti-FHb, Anti-SHb. — *Anti-FHb* gab nach Absorption mit AHb noch mit allen Hämoglobinen eine Präcipitation. Nach Absorption mit FHb fand keinerlei Präcipitation mehr statt, nach Absorption mit NSHb praktisch auch nicht. Absorption mit SHb reduzierte die Präcipitatbildung. *Anti-AHb* reagierte nach Absorption mit AHb nicht mit FHb und praktisch auch nicht mit allen anderen Hb-Präparaten. Nach Absorption mit FHb war noch kräftige Präcipitation mit allen Hb-Präparaten vorhanden, *außer mit FHb*. *Anti-SHb* verhielt sich wie Anti-AHb. Der Autor schloß, daß fetales Hb in der Lage ist, ein immunologisch spezifisches Antiserum zu erzeugen, während zwischen normalem Erwachsenen-Hb und Sichelzell-Hb immunologisch keine Differenz besteht. Außerdem waren die Versuche nicht anders zu interpretieren, als daß sowohl Anti-AHb wie Anti-SHb Antikörper gegen FHb enthielten, womit der Schluß erlaubt war, daß Blutfarbstoff normaler Erwachsener und der von dem Sichelzellkranken fetales Hb enthielt.

Diese letztere Schlußfolgerung wurde in besonderen Versuchen näher geprüft.

Es wurde eine Erwachsenen-Hb-Probe ermittelt, die keine Reaktion mit Anti-FHb zeigte, also offensichtlich kein fetales Hb enthielt. Aus einer Präparation von Nabelschnurblutfarbstoff, dessen Gehalt an fetalem Hb mit der Alkalidenaturierung bestimmt war, wurde mit diesem Erwachsenen-Hb eine Verdünnungsreihe mit fallendem Gehalt an fetalem Hb angelegt; der Gehalt an Gesamtfarbstoff war in jeder Probe gleich (0,1 g-%, Verdünnung mit 0,9%igem NaCl). In Röhrchen von 3 mm Durchmesser wurden je 0,05 cm³ dieser Hämoglobinmischungen pipettiert, darüber wurde ein gleiches Volumen 1:1 verdünntes Anti-FHb geschichtet und die Zeit gemessen, bis ein Präcipitatring erschien. Temp. 20°. Wurde der Prozentsatz des fetalen Hb in den einzelnen Proben als Logarithmus gegen den Logarithmus der Zeit bis zum Erscheinen des Ringes aufgetragen, resultierte eine gerade Linie (Abb. 18).

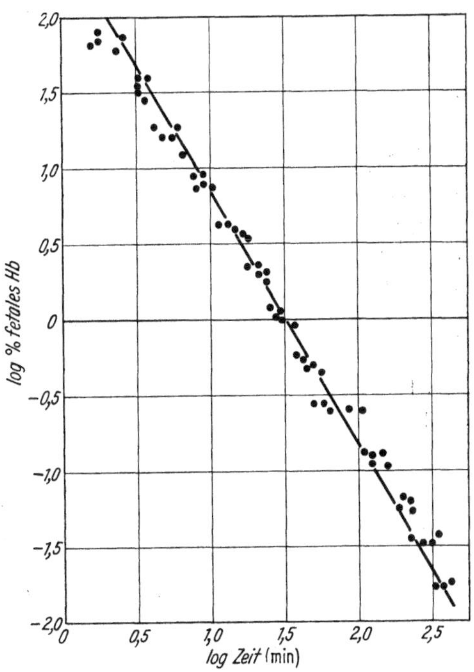

Abb. 18. Präcipitatbildung von Anti-FHb-Serum mit einer Verdünnungsreihe von fetalem Hb in Erwachsenen-Hb. Temp. 20°. — Nach CHERNOFF.

An Hand des Diagramms der Abbildung konnte nun in einer unbekannten Hämoglobinprobe der Gehalt an fetalem Hb recht genau bestimmt werden, wenn er 10% nicht überschritt (weil darüber die Reaktionszeit zu kurz wurde). Die untere Grenze lag bei 0,03—0,02%. Selbstverständlich mußte für jedes Anti-FHb-Serum eine eigene Eichkurve hergestellt werden.

Von 100 gesunden Erwachsenen enthielt der Blutfarbstoff in 30 Fällen weniger als 0,03%, in 59 Fällen weniger als 0,05%, in 40 Fällen zwischen 0,05 und 0,5%. Nur eine Person hatte bei mehrfacher Prüfung Mengen um 1% fetales Hb. *Als obere Grenze des Gehalts an fetalem Hb im Blut gesunder Erwachsener kann daher der Wert von 1% angegeben werden.*

In Tab. 4 und 5 sind die Ergebnisse von CHERNOFF für verschiedene Blutkrankheiten zusammengefaßt. Es sei herausgehoben, daß Sichelzell-

Tabelle 4. *Menge an fetalem Hb bei normalen Personen und Patienten mit verschiedenen Blutkrankheiten.* — Nach CHERNOFF.

Diagnose	Zahl der Personen mit:		
	weniger als 0,5% fet. Hb	0,5—1,0% fet. Hb	über 1,0% fet. Hb
Normale Erwachsene	99	1	—
Sichelzellanämie	—	3	14
Sichelzell-Zeichentr.	10	2	—
Hereditäre Sphärocytose	2	3	5
Thalassaemia maj. und min.	—	—	4
Akute Leukämie	4	—	—
Chronische Leukämie	9	1	1
M. Hodgkin	2	—	—
Carcinom	—	—	1
Perniciöse Anämie	16	—	4
Polycythämie	13	2	1
Eisenmangelanämie	19	—	1
Refraktäre Anämie	7	1	—
Pancytopenie	—	—	3
Erythrogenesis imperf.	—	—	2
Thrombocytopenie	4	1	—
Agranulocytose	1	—	—
Erworbene hämolytische Anämie	14	—	—
Sonstige	5	—	—

Zeichenträger sich im wesentlichen wie normale Erwachsene verhielten, während bei Sichelzell-Anämie häufig erhöhte Werte gefunden wurden. Wesentlich ist ferner, daß eine Reihe von sonstigen Blutkrankheiten

Tabelle 5. *Vergleich der Werte für Prozent fetales Hb nach serologischer Methodik und nach der Alkalidenaturierung bei verschiedenen Blutkrankheiten.* — Nach CHERNOFF.

Diagnose	% fet. Hb		Diagnose	% fet. Hb	
	Serol.	Alkali-denat.		Serol.	Alkali-denat.
Sichelzellanämie	2,1	2,3	Hereditäre Sphärocytose	2,1	2,1
	2,0	2,5		3,6	3,6
	6,0	7,6		4,6	4,1
	3,2	4,2		2,3	2,8
	15,5	11,0	Thalassaemia major	4,0	3,9
	4,0	4,0		1,3	1,1
	0,69	1,0		6,3	4,2
	4,0	3,3	Chron. myeolische Leukämie	1,47	2,0
	3,5	3,3			
	3,8	2,9	Carcinom	3,2	3,4
Sichelzell-Zeichentr.	0,05	0,8	Unbehandelte Perniciosa	2,6	2,8
	0,06	0,7		1,26	1,3
	0,06	0,1		1,26	1,0
	0,14	0,9	Erythrogenesis imperf.	7,0	6,8
Hereditäre Sphärocytose	0,38	1,0		4,3	4,4
	0,64	1,6	Hypoplastische Anämie	2,4	2,6
	0,7	1,4	Pancytopenie	10,6	6,4
	2,7	3,4			

nicht unbeträchtliche Mengen an fetalem Hb aufwiesen. Die Untersuchungen ergeben eine ausgezeichnete Differenzierungsmöglichkeit für die mit der Alkalidenaturierung festgestellten erhöhten Mengen an alkaliresistentem Hb bei Blutkrankheiten, von denen man bisher nicht recht wußte, wieviel davon tatsächlich fetales Hb darstellte (S. 101). — Tab. 5 zeigt außerdem, daß die serologische Bestimmung Werte liefert, die mit den durch Alkalidenaturierung ermittelten gut übereinstimmen.

GOODMAN und CAMPBELL kamen ebenfalls zu dem Ergebnis, daß fetales Hb serologisch eindeutig vom bleibenden Hb zu differenzieren ist, und daß sich das alkaliresistente Hb der COOLEY-Anämie wie fetales Hb verhält. Besonders intensiv untersuchten sie das Sichelzell-Hb, das sich auffälligerweise bisher nicht hatte serologisch vom bleibenden Hb differenzieren lassen. Mit Antiseren vom Kaninchen konnten sie bei quantitativer Verfolgung der Präcipitation geringe Differenzen in der Reaktion mit den beiden Hämoglobinen feststellen, die sie aber vorzugsweise als durch physikalische Differenzen in der Präcipitatbildung bedingt erklärten. Mit Antiseren vom Huhn gelang es dagegen, eine eindeutige Differenz, auch im Absorptionsversuch, nachzuweisen. Die Ergebnisse ließen darauf schließen, daß beide Hämoglobine in ihren antigenen Gruppen überwiegend übereinstimmen und nur in einer kleinen Zahl differieren, während bei fetalem und bleibendem Hb die Verhältnisse gerade umgekehrt sind: hier sind nur wenige gemeinsame antigene Gruppen vorhanden, die Mehrzahl differiert.

C. Biologisch wichtige Reaktionsweisen des Blutfarbstoffes.

I. Reversible Gasbindung.

1. Die Sauerstoffbindung.

Wenige biologische Phänomene sind so eingehend untersucht worden wie die reversible Sauerstoffbindung des roten Blutfarbstoffes. Auslösend war die Beobachtung von STOKES (1864) über die spektralen Veränderungen, die bei Behandlung des Hämoglobin mit reduzierenden Substanzen und Schütteln mit Luft entstanden. Die in der Folgezeit rasch fortschreitende Forschung, besonders an die Namen HOPPE-SEYLER, PREYER, HÜFNER, BOHR, NICLOUX und weiter ganz besonders an die englische Forschergruppe um BARCROFT gebunden, hat ein fast lückenlos zu bezeichnendes Tatsachenmaterial zu diesem grundlegenden biologischen Vorgang gebracht. Dennoch, "the protein of hemoglobin has jealously guarded two conjoined secrets — how it protects the iron from rusting, and how it participates in the union with oxygen" (DRABKIN *139*).

Die reversible Bindung des Sauerstoffmoleküls, bei der das Eisen im Hämoglobin zweiwertig bleibt, wird heute zunehmend mit *Oxygenation* bezeichnet. Das ist ein zweckmäßiger Ausdruck, der im übrigen recht alt ist: er findet sich z. B. schon 1840 bei Hünefeld im Sinne von Sauerstoffbeladung—Sauerstoffversorgung. Die Bezeichnung ist vor allem deswegen erforderlich, um die auch in neuesten Arbeiten immer wieder einmal anzutreffende Konfusion mit dem Wort *Oxydation* zu vermeiden, das etwas ganz anderes meint: den Übergang des Eisens im Hämoglobin von der zweiwertigen zur dreiwertigen Form, einen Valenzwechsel also, der mit einer Sauerstoffaufnahme ebensowenig zu tun hat wie der Übergang von Ferrocyanid zu Ferricyanid.

Die gesamte Sauerstoffmenge, die das Hämoglobinmolekül bei der Oxygenation aufnehmen kann, beträgt 1 Mol O_2 auf 1 Atom Eisen, d. h. 400 cm^3 O_2 für 1 g Fe. Dies ist die *Sauerstoffkapazität.* Sie ist bei allen untersuchten Hämoglobinen die gleiche, wenn man in den untersuchten Proben die Menge an inaktivem Hämoglobin abzieht, das ist Blutfarbstoff, der die Fähigkeit verloren hat, Sauerstoff zu binden. Recht different ist dagegen von Species zu Species, wieweit sich der Blutfarbstoff mit Sauerstoff bei Sauerstoffdrucken sättigt, die noch nicht zur vollen Oxygenation ausreichen. Diese Erscheinung wird gewöhnlich als mehr oder minder große *Sauerstoffaffinität* bezeichnet; sie resultiert als Gleichgewicht aus den beiden Vorgängen der Sauerstoffassoziation und der Sauerstoffdissoziation. Registriert man, wieviel von einer gegebenen Menge Blutfarbstoff bei verschiedenen Sauerstoffdrucken jeweils als O_2Hb und Hb vorliegt (üblicherweise als Prozent der vollen Oxygenation, der „Sättigung“ angegeben), dann ergibt sich das graphische Bild der *Sauerstoffdissoziationskurve.* Die Aufstellung einer Sauerstoffdissoziationskurve ist das zweckmäßigste Mittel, die Sauerstoffaffinität verschiedener Blute oder Blutfarbstoffe zu vergleichen.

Auf Grund von Befunden bei Kaiserschnittoperationen machten Haselhorst und Stromberger 1930 erstmalig auf die erhöhte Sauerstoffaffinität des Fetalblutes beim Menschen aufmerksam, d. h. auf die Tatsache, daß die Dissoziationskurve links von der Mutter liege. Zum gleichen Ergebnis kamen Litarczek und Mitarb. 1930 am Blut von Neugeborenen. Eastman, Geiling und Delawder bestätigten 1933 diese Befunde, ebenso später Darling und Mitarb. (*128*). Nur Noguchi konnte sich nicht von einer erhöhten O_2-Affinität des Fetalblutes überzeugen. In ausgedehnten sorgfältigen Untersuchungen an Ziegenfeten in utero stellten Barcroft und Mitarb. fest, daß das gleiche Phänomen auch bei diesen zu finden sei, und daß es 1. auf einer Verlagerung der mütterlichen Kurve nach rechts beruhe, die sich durch eine gesenkte Alkalireserve erklären lasse und 2. auf einer Linkslage der fetalen Kurve, die nur durch ein andersartiges Hämoglobin erklärt werden könne. Leibson und Mitarb. kamen auf Grund ihrer Untersuchungen des menschlichen Nabelschnurblutes auch zu der Auffassung, daß die andersartige Lage der Dissoziationskurve auf einem andersartigen fetalen Hb beruhen müsse. Entsprechende Ergebnisse fanden ROOS und ROMIJN an Kuhfeten. Untersuchungen an mehr oder weniger gereinigten *Hämoglobinlösungen* stellten MCCARTY bei der Ziege, HALL bei Kaninchen und Ziege an. Auch hier fand sich die Erscheinung der höheren O_2-Affinität des fetalen Hämoglobin, so daß nun nicht mehr daran gezweifelt werden konnte, daß sie durch das Hämoglobin selbst und nicht etwa durch sonstige Faktoren wie etwa den Elektrolytgehalt des Blutes bedingt war. Auch am Hühnchen wurden während der Entwicklung im Ei entsprechende Befunde festgestellt (*202a*).

Es überraschte daher die Feststellung von HAUROWITZ, daß beim Menschen zwar Nabelschnurblut eine erhöhte Sauerstoffaffinität gegenüber mütterlichem Blut habe, daß aber die Sauerstoffaffinität von Nabelschnurhämoglobin niedriger sei (*221*). HILL und WOLVEKAMP glaubten diese auffällige Tatsache damit erklären zu können, daß der von ihnen entdeckte Verdünnungseffekt bei Erwachsenen-Hb stärker zur Geltung komme. Durch Verdünnung einer Hämoglobinlösung wanderte nach ihren Beobachtungen die Sauerstoffdissoziationskurve nach links, d. h. der Blutfarbstoff sättigte sich schon bei niedrigeren Sauerstoffdrucken. MCCARTY konnte später nachweisen, daß die Differenz zwischen fetalem und Erwachsenen-Hb auch in stärkeren Lösungen von Hämoglobin erhalten bleibt (*361*). Offensichtlich genügte allein die Tatsache der Lösung des Blutfarbstoffes aus seiner Lagerung im Erythrocyten, um seine Eigenschaften gegenüber Sauerstoff zu verändern. Es stellte sich heraus, daß die Lage der Dissoziationskurve bei mütterlichem Blutfarbstoff durch die Hämolyse stark nach links verschoben, während die des Nabelschnurblutfarbstoffes nur unwesentlich verändert wird. Mit anderen Worten: Während die Dissoziationskurve des Blutfarbstoffes aus der Nabelschnur praktisch auf der gleichen Stelle liegen bleibt, wandert die des mütterlichen Blutes bei Hämolyse von einer Lage rechts der fetalen Kurve zu einer links davon. Die Ursachen dieser unterschiedlichen Lageveränderung sind unbekannt, ebenso wie die Antwort auf die Frage, warum sich überhaupt die Dissoziationskurve verändert, wenn das Hämoglobin aus dem umhüllenden Erythrocyten herausgelöst wird.

HAUROWITZ glaubt auf Grund seiner Befunde an Anhydrohämoglobin annehmen zu können, daß bei den dicht gepackten Molekülen im Innern des Erythrocyten physikalisch-chemisch ganz andere Bedingungen vorliegen als bei Lösung des Hb in Wasser, in dem sauerstofffreies Hb nur als Hydrat vorkommt (*223*). Was für den Erythrocyten gilt, kann daher in wäßriger Lösung ganz anders aussehen. ROUGHTON findet allerdings nach vergleichenden kinetischen Untersuchungen an Erythrocytensuspensionen und Hämolysaten keine Unterlagen für die Annahme, daß die spezielle Lagerung des Hb im Erythrocyten seine Eigenschaften grundsätzlich verändere; er nimmt eher die Mitwirkung anderer Faktoren im Erythrocyten an (*467*). HILL und WOLVEKAMP hatten aus hämolysierten Erythrocyten durch Dialyse im Dialysat eine Substanz gewonnen, die die Dissoziationskurve einer verdünnten Hb-Lösung nach rechts verschiebt. Sie glauben, daß es sich dabei um eine reduzierende Substanz handle, offensichtlich aber nicht um Glutathion oder eine andere SH-Substanz. In diesem Zusammenhang ist vielleicht von Bedeutung, daß THOMAS und BLANC durch Zusatz von Cystin in vitro die Sauerstoffkapazität einer Hämoglobinlösung steigern konnten.

Man steht damit vor der Tatsache, daß menschliches fetales Hämoglobin im Gegensatz zu allen anderen bisher untersuchten fetalen Hämoglobinen in wäßriger Lösung eine geringere Sauerstoffaffinität

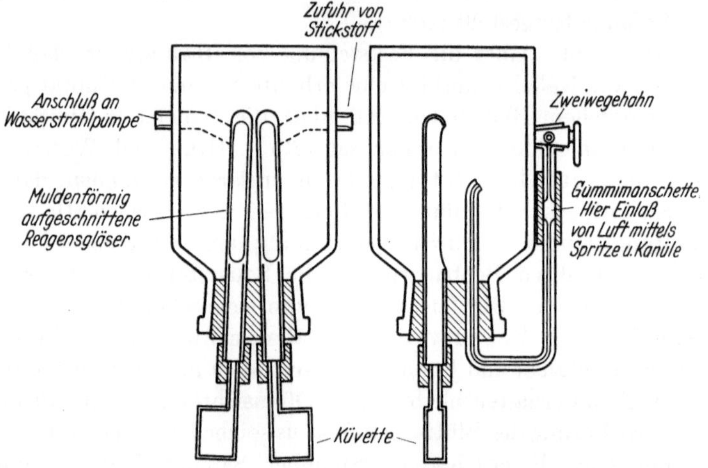

Abb. 19. Saturator zur gleichzeitigen Äquilibrierung von zwei Blutfarbstofflösungen mit Gasgemischen. Zur Äquilibrierung läßt man die Blutfarbstofflösungen wiederholt aus den Cuvetten in die muldenförmig aufgeschnittenen Reagensgläser laufen und wieder zurück. Die Cuvetten sind mit luftdicht abschließenden Gummimanschetten an die Reagensgläser angeschlossen.

zeigt als das bleibende Hb. Diese Sonderstellung fordert zu Überlegungen heraus, ob sie nicht durch Außerachtlassen irgendwelcher Faktoren nur vorgetäuscht sein könne. Überprüft man die experimentellen Daten, dann bliebe nur die Möglichkeit, daß eine nichtdialysable Substanz neben dem Hämoglobin als Fehlerquelle agieren könnte, also etwa ein Körper von Fermentnatur. Denn es arbeiteten alle Autoren mit Hämolysaten, die sicher z. B. Katalase und Carboanhydrase enthielten; warum also nicht auch irgendeine andere vielleicht noch unbekannte Substanz. Es wurden daher gleiche Versuche mit Hämoglobinlösungen unternommen, die durch Adsorption an Aluminiumhydroxyd gereinigt und somit nach allen Erfahrungen frei von Eiweißkörpern außer Hämoglobin waren. Weitere Reinigungen sind ohne Gefahr unübersehbarer Auswirkungen auf die O_2-Bindung untunlich. Um mit beiden Blutfarbstoffen unter völlig gleichen Bedingungen arbeiten zu können, wurde ein besonderer Saturator konstruiert, der erlaubte, 2 Hämoglobinlösungen nebeneinander ausgiebig mit der gleichen definierten Atmosphäre zu äquilibrieren und sie außerdem zur Messung durch einfaches Aufrichten des Gerätes in luftdicht angekoppelte Photometercuvetten fließen zu lassen (Abb. 19).

Durch mehrfaches Evakuieren und Einströmenlassen von reinem Stickstoff wurden die Hämoglobinlösungen von ihrem Sauerstoff befreit. Dann wurden mit Rekordspritze und Kanüle durch ein Gummistück hindurch abgemessene Mengen Luft in den Behälter gegeben, so definierte Sauerstoffspannungen erzeugt und die Lösungen damit äquilibriert. Es wurde mit einem Selenzellenphotometer die Abnahme der Extinktion im Rot bei Filter OG 3 (Schott) gemessen, bei dem Hb beträchtlich absorbiert, O_2Hb jedoch sehr wenig (Verhältnis der Extinktionen wie 4,55:1). Die Messungen wurden durchweg mit Lösungen von 200 mg/100 cm³ Hb durchgeführt, die mit Phosphatpuffer in einer Endkonzentration von 0,1 Mol auf p_H 7,5 eingestellt waren. p_H-Schwankungen waren damit nicht zu befürchten. Versuchstemperatur 23—24°.

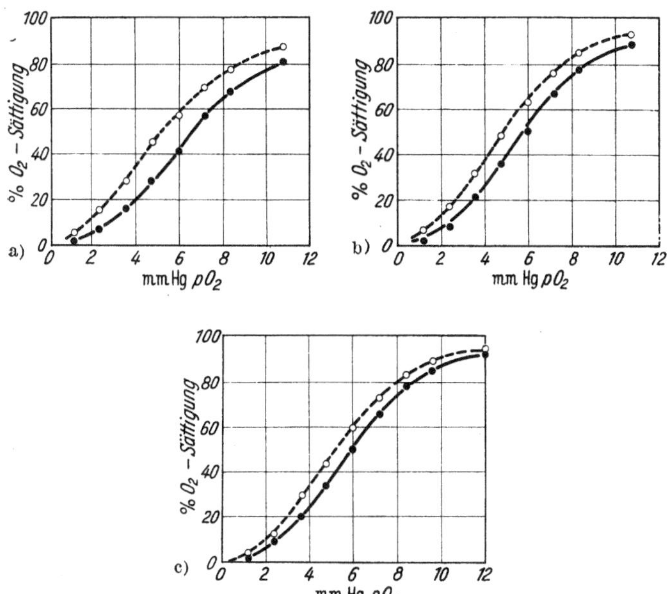

Abb. 20 a—c. O_2-Dissoziationskurven von Nabelschnur-Hb (–•—•–) und Erwachsenen-Hb (–○-–○–). a) = einfaches Hämolysat, b) = an $Al(OH)_3$ gereinigt, c) = an $Al(OH)_3$ gereinigt und dialysiert. Blutfarbstoff = 200 mg/100 cm³. Phosphatpuffer 0,1 m, p_H 7,5. Temp. 23,5°.

Folgende Präparationen wurden untersucht: 1. Einfache Hämolysate, die durch scharfes Zentrifugieren möglichst von ihren Stromata befreit waren, 2. durch Adsorption an Aluminiumhydroxyd gereinigte Hämolysate, 3. durch Adsorption an Aluminiumhydroxyd gereinigte Hämolysate, die anschließend 2 Tage im Eisschrank gegen häufig gewechseltes destilliertes Wasser dialysiert worden waren. Vor Gebrauch wurden sie noch einmal mit etwas $Al(OH)_3$ von etwa entstandenem inaktiven Hb befreit. Es wurde immer gleichzeitig eine Probe von Nabelschnurblut neben einer von Erwachsenenblut untersucht.

Die Ergebnisse zeigten folgendes:

1. Die Kurve für Nabelschnurhämoglobin lag stets rechts von der für Erwachsenen-Hämoglobin.

2. Die Differenz war nicht groß. 50%ige Sättigung war bei Nabelschnurhämoglobin durchschnittlich bei einem um etwa 1 mm Hg höheren pO_2 erreicht (6 mm statt 5 mm Hg) als bei Erwachsenenhämoglobin.

3. Die Kurven, die bei dialysierten und nichtdialysierten, an $Al(OH)_3$ gereinigten Hb-Lösungen erhalten wurden, waren jeweils für eine Blutfarbstoffart identisch. Differenzen im Sinne einer geringen Rechtsverlagerung fanden sich gelegentlich bei den einfachen Hämolysaten.

Abb. 20 zeigt das typische Verhalten in einer Meßreihe an den drei verschiedenen Präparationen beider Hämoglobine, ausgehend jeweils von einem Stammhämolysat. In jedem Fall resultiert eine S-förmig gekrümmte Kurve. Die Form der Kurven ist für alle Präparationen praktisch identisch; die Nabelschnur-Hb-Kurven sind nur nach rechts verschoben. Die in Abb. 20 zutage tretende laufende Verringerung der Distanz der Kurven für beide Farbstoffe war kein konstantes Phänomen.

Die Identität der Form aller drei Kurven für ein Hämoglobin berührt die Frage, ob die S-Krümmung der Dissoziationskurve eine Eigenschaft des Hämoglobin selbst ist oder nur durch Elektrolyte bedingt. Man kann in manchen Lehrbüchern finden, daß die Dissoziationskurve einer reinen Hb-Lösung hyperbolisch sei. Das geht offensichtlich darauf zurück, daß kristallisierte oder längere Zeit dialysierte Hämoglobine eine solche hyperbolische Dissoziationskurve aufweisen (*35*). Nach dem, was man heute weiß, sind derartige Präparate nicht als ungeschädigtes Hämoglobin zu betrachten. Alle neueren Erfahrungen mit vorsichtig gereinigten Hämoglobinlösungen ergeben S-förmig gekrümmte Kurven, je nach Pufferzusatz stärker oder schwächer ausgeprägt, so daß man die S-Krümmung als Realität anerkennen muß (*10*); eine Realität, deren Deutung außerordentliche Schwierigkeiten macht. In diesem Zusammenhang ist vor allem die Intermediate-Compound-Theorie von ADAIR in ihrer Weiterentwicklung durch ROUGHTON zu nennen und die Theorie der Häm-Häm-Beeinflussung von PAULING in ihrer neueren durch WYMAN geprägten Fassung. Sehr interessant sind die Befunde von RIGGS, nach denen ein Zusammenhang zwischen dem Ausmaß der S-Krümmung und den Sulfhydrylgruppen anzunehmen ist.

Wie schon gesagt, ist die Differenz der Kurvenlagen bei beiden Hämoglobinen nicht sehr groß. Vergleicht man die verschiedenen Angaben über die Sauerstoffdrucke, bei denen Halbsättigung erreicht ist, dann ergeben sich folgende Ziffern (die Werte der zitierten Autoren wurden aus ihren graphischen Darstellungen entnommen):

Tabelle 6.

		HAUROWITZ (*221*)	HILL (*37*)	MCCARTY (*361*)	Eigene Befunde
$pO_2^{50\%}$ mm Hg	Nabelschnur-Hb	15	4,5	31	6
	Erwachsenen-Hb	11	3	26	5

Diese Ziffern sind schlecht miteinander vergleichbar, da die verschiedenen Versuchsbedingungen (Pufferung, Temperatur, Hb-Konzentration) jeweils eine andere allgemeine Kurvenlage bedingen. Anschaulicher ist, die Sättigung des Erwachsenen-Hb bei dem pO_2 anzugeben, bei dem Nabelschnur-Hb zu 50% gesättigt ist:

Tabelle 7.

	HAUROWITZ	HILL	MCCARTY	Eigene Befunde
Sättigung des Erwachsenen-Hb, wenn Nabelschnur-Hb 50% gesättigt ist	62%	72%	58%	59%

Die eigenen Werte stimmen also mit denen von MCCARTY, auch mit denen von HAUROWITZ noch gut überein, während die Messungen von HILL eine etwas größere Distanz zeigen. Nun ist hierbei anzumerken, daß wir mit diesen Ziffern noch nicht die Werte für fetales Hb wissen. Alle zitierten Autoren arbeiteten mit mehr oder weniger gereinigten Hämolysaten von Nabelschnurblut, das ja neben dem fetalen Hb in variablen Mengen auch noch bleibendes Hb enthält. Je nach dem Prozentsatz der Zumischung an bleibendem Hb müssen auch die Werte differieren. Es ist also anzunehmen, daß reines fetales Hb noch eine etwas größere Distanz zeigen würde.

Mit der Sauerstoffdissoziationskurve wird ein Gleichgewichtszustand veranschaulicht, der sich bei einem bestimmten Partialdruck von O_2 zwischen den beiden Reaktionen der Assoziation und der Dissoziation ergibt. Damit ist noch nichts über die Geschwindigkeit ausgesagt, mit der die Assoziation und die Dissoziation selbst abläuft; man weiß also damit nichts über die Geschwindigkeit, mit der sich beispielsweise O_2 mit dem Blutfarbstoff verbindet. Das einleuchtendste Beispiel für diese Verhältnisse bietet die Kombination des CO mit Hb. Die gegenüber dem O_2 enorm gesteigerte Affinität des CO zu Hb liegt nicht etwa an einer rascheren Kombination dieses Gases mit dem Blutfarbstoff; es reagiert im Gegenteil wesentlich träger mit ihm, etwa 10 bis 12mal — nach MILLIKAN rund 30mal — langsamer. Da aber die einmal gebildete CO-Verbindung noch viel langsamer, und zwar einige 1000mal so langsam wieder dissoziiert wie O_2Hb, resultiert im Spiegel der Dissoziationskurve die bekannte hohe Affinität.

Die direkte Messung der Kombinationsgeschwindigkeit von O_2 mit Hb ebenso wie die der Dissoziation von O_2Hb wurde durch eine geniale Versuchsanordnung von HARTRIDGE und ROUGHTON möglich, die Rapid-Flow-Methode (*208*, *209*). Sie beruht darauf, daß die Flüssigkeiten, die zur Reaktion gebracht werden sollen, also z. B. eine Lösung von sauerstofffreiem Hb und sauerstoffgesättigtem Wasser, von zwei

Seiten her kommend in einer Mischkammer zusammentreffen und von dort gemeinsam durch ein gerades Glasrohr abfließen. Vom Augenblick der Mischung an beginnt die Reaktion der Partner und wird sich während der Zeit vollenden, die das Gemisch das abführende Glasrohr (= Beobachtungsrohr) durchfließt. Die Farbänderung des Gemisches, die den Reaktionsablauf anzeigt, kann man mit einem Spektroskop oder Photometer kontrollieren. Aus der Strömungsgeschwindigkeit des Reaktionsgemisches und der Entfernung des photometrisch kontrollierten Beobachtungspunktes von der Mischkammer läßt sich die Reaktionszeit recht genau ermitteln. Auf diese Weise wurde die Kinetik der Assoziation und Dissoziation von O_2 und CO mit Hämoglobin und Myoglobin erforscht (*208*, *209*, *382*, *467*). Die gemessenen Zeiten sind z. T. außerordentlich kurz — MILLIKAN stellte z. B. 60%ige Sättigung des Myoglobin mit Sauerstoff bei 0,0008 sec fest —, so daß man den enormen Fortschritt ermessen kann, den die Konzeption von HARTRIDGE und ROUGHTON brachte.

Messungen dieser Art sind an fetalem Hb bisher noch nicht durchgeführt worden. Da aus Gründen, die im nächsten Kapitel deutlich werden, die Reaktionsgeschwindigkeit $O_2Hb \longrightarrow O_2 + Hb$ von fetalem Hb im Vergleich mit Erwachsenen-Hb von Interesse war, wurde versucht, hierfür Anhaltspunkte mit der Durchfluß- (Rapid-Flow-) Technik zu gewinnen. Die zur Verfügung stehenden Mittel erlaubten nur eine primitive Nachahmung der Versuchsanordnung: Aus 2 Vorratszylindern liefen die Flüssigkeiten (200 mg-%ige O_2Hb-Lösung und 0,15%ige Lösung von $Na_2S_2O_4$, beide auf p_H 6,8 abgepuffert) durch Schlauchleitungen in die beiden entgegengesetzten Enden eines kleinkalibrigen Glas-T-Stückes, dessen Kreuzungspunkt den Mischpunkt darstellte. Durch den rechtwinklig abgehenden Schenkel flossen sie zusammen in ein 30 cm langes Glasrohr ab. Dieses durchsetzte senkrecht den Strahlengang eines Selenzellen-Photometers, das zur Messung diente. Mit dem Filter OG 3 war der Extinktionsunterschied zwischen O_2Hb und Hb gut zu erfassen.

Abb. 21 veranschaulicht die Versuchsergebnisse, die an frischen, stromafrei zentrifugierten Hämolysaten gewonnen wurden. Die Zeit von 0,0355 sec war die niedrigste Spanne, die zu messen die Apparatur zuließ. Wie man sieht, sind zu diesem Zeitpunkt schon $^2/_3$ bis $^3/_4$ des Farbstoffes von Sauerstoff befreit, was mit den Versuchsergebnissen von HARTRIDGE und ROUGHTON harmoniert. Die Meßpunkte für Nabelschnurhämoglobin liegen eindeutig tiefer als die für Erwachsenenhämoglobin. Bei 0,062 sec streuen die Werte beträchtlich; das erklärt sich einerseits aus der steigenden Ungenauigkeit, die einer solchen Messung an sich mit Annäherung an die Extremwerte (100% und 0%) anhaftet, zum anderen könnte eine verschiedene Beimengung der von ROUGHTON und Mitarb.

hervorgehobenen durch $Na_2S_2O_4$ bedingten Abbauprodukte des Hb eine Rolle spielen (*471*).

Die Ergebnisse lassen den Schluß zu, daß *fetales* O_2Hb *rascher dissoziiert als* O_2Hb *des Erwachsenen*. Das kann in dieser qualitativen Formulierung mit einiger Sicherheit gesagt werden, denn die Differenz der Meßpunkte ist — jedenfalls für die Messungen bei 0,0355 sec und 0,04 sec — ohne weiteres außerhalb der Fehlerbreite der Methode. Außerdem wird diese Folgerung durch Erfahrungen gestützt, die bei der Einwirkung von Oxydationsmitteln auf O_2Hb gemacht werden konnten (S. 72).

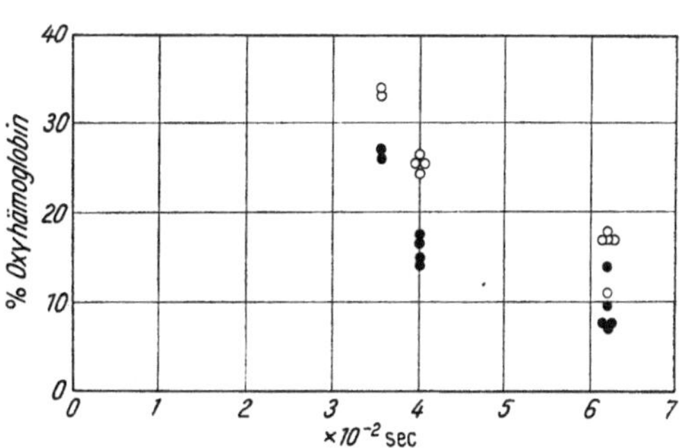

Abb. 21. Messung der Reaktion $O_2Hb \longrightarrow O_2 + Hb$ im Durchflußgerät. • = Nabelschnur-Hb, ○ = Erwachsenen-Hb. Blutfarbstoff = 200 mg/100 cm³. $Na_2S_2O_4$ = 0,15%. Phosphatpuffer 1/45 m, pH 6,8. Temp. 24°.

Eine Messung der Assoziation ($O_2 + Hb \rightarrow O_2Hb$) war technisch nicht möglich, da deren Reaktionsgeschwindigkeit die Leistungsfähigkeit des eigenen Behelfsgerätes überstieg.

2. Die Kohlenoxydbindung.

Die Bindung von Kohlenoxyd mit Hämoglobin geht formal nach den gleichen Gesetzmäßigkeiten vor sich wie die von Sauerstoff mit Hämoglobin. Dissoziationskurven von COHb sehen ebenso aus wie Dissoziationskurven von O_2Hb. BARCROFT zeigte, daß man beide Kurven — mit geringen Abweichungen — zur Deckung bringen kann, wenn man die Abszisse, die die CO-Partialdrucke anzeigt, durch eine andere Abszisse für die O_2-Partialdrucke ersetzt (*35*). Die Partialdrucke für O_2 müssen 245mal größer sein als für CO. Es wurde schon erwähnt, daß diese mehr als 200fach größere Affinität des Hb zu CO daran liegt, daß einmal gebildetes COHb extrem langsam dissoziiert. Die Assoziationsgeschwindigkeit $CO + Hb \longrightarrow COHb$ ist mehr als 10mal kleiner als die von $O_2 + Hb \longrightarrow O_2Hb$.

Die merkwürdige Ähnlichkeit der Verbindung von CO mit Hb mit der von O_2 und Hb ist ein viel untersuchtes, aber letztendlich nicht aufgeklärtes Faktum. Von Wichtigkeit in dem vorliegenden Zusammenhang ist, daß das Verhältnis der Partialdrucke beider Gase pO_2/pCO, bei denen gleiche Menge COHb und O_2Hb vorliegen (das also sozusagen das Verhältnis der „Affinitäten" angibt), bei verschiedenen Tieren recht verschieden ist. Diese Tatsache wurde 1910 von KROGH entdeckt. FOX, der vergleichend Chlorocruorin und Hämoglobine untersuchte, gab für diesen Faktor u. a. folgende Werte: Pferd 280, Mensch 230, Kaninchen 40. ANSON und Mitarb. untersuchten eine größere Zahl von Tierspecies und glaubten eine Beziehung zwischen diesem Faktor und der Größe des CO-Span (s. S. 21) gefunden zu haben (*17*). KEILIN und WANG fanden jedoch Ausnahmen von dieser postulierten Regel.

Auf Grund dieser Speciesdifferenzen war es von Interesse festzustellen, ob die CO-Bindung bei fetalem Hb anders ist als bei bleibendem Hb. Es boten sich zwei Wege an: 1. Beide Hämoglobine werden (im gleichen Saturator, wie er für die O_2-Dissoziationskurven benutzt wurde) in COHb übergeführt, und es wird festgestellt, wie bei wechselndem Evakuieren und Einströmenlassen von reinem Stickstoff die CO-Sättigung herabgeht.

Dieser Weg erwies sich nur so gangbar, daß nach der jeweiligen Stickstofffüllung die Äquilibrierung unter dem Licht einer 200 Watt-Lampe durchgeführt wurde, wodurch sich die CO-Dissoziation bekanntlich erheblich verstärkt. Auch hiermit zog sich der Versuch hin, und es war kein einwandfreier Endpunkt zu erreichen, an dem die Hämoglobine CO-frei gewesen wären. Als Maß für den Endpunkt wurde daher der Wert für O_2Hb nach Behandlung mit $Na_2S_2O_4$ angesetzt.

2. Die Hämolysate werden durch wechselndes Evakuieren und Einströmen von reinem Stickstoff sauerstofffrei gemacht. Nun werden in den Saturator — ähnlich wie bei der Aufstellung der O_2-Dissoziationskurve — mit einer Rekordspritze definierte Mengen CO gegeben. CO konnte zu diesem Zweck nicht rein verwendet, sondern mußte mit Stickstoff verdünnt werden (2 cm³ CO + 1500 cm³ N_2).

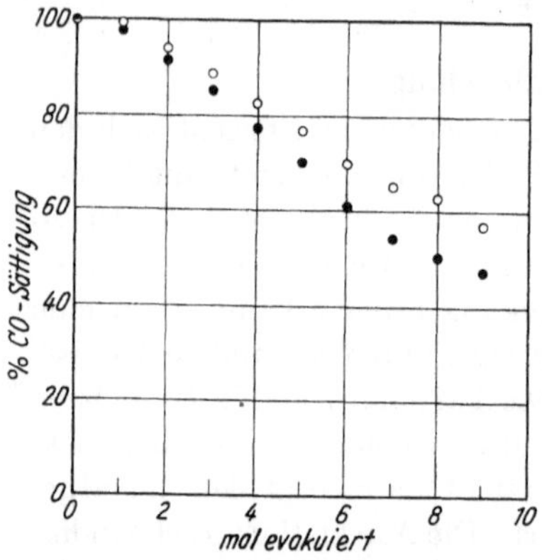

Abb. 22. Absinken der CO-Sättigung von COHb bei wiederholtem Evakuieren des Saturators und Füllen mit Stickstoff (unter dem Licht einer 200 W-Lampe). • • = Nabelschnur-Hb, ○ ○ = Erwachsenen-Hb. Blutfarbstoff = 200 mg/100 cm³. Phosphatpuffer 0,1 m, pH 7,5.

Auch dieser Weg machte insofern Schwierigkeiten, als die jeweilige Äquilibrierung nach einem CO-Zusatz eine enorme Zeit in Anspruch nahm. Wurde z. B. ein pCO von 0,12 mm Hg eingestellt, ein Druck, der rund ein Fünffaches des für eine Halbsättigung erforderlichen Wertes darstellt, dann war die Halbsättigung erst nach 2 Std. erreicht, wobei in dieser Zeit 240 Mischbewegungen (Hin- und Herfließen von Mulde zur Cuvette und zurück) durchgeführt wurden.

Nach beiden Methoden konnte also keine Dissoziationskurve im üblichen Sinne hergestellt werden, weil sonst in der Länge des Versuchs gröbere Veränderungen des Blutfarbstoffes erwartet werden mußten. Da aber beide Blutfarbstoffe im gleichen Saturator untersucht wurden, konnte für die Frage der Relation ihrer CO-Affinität auf eine restlose

Äquilibrierung verzichtet werden. Es genügte hierzu die jeweilige Abnahme der CO-Sättigung nach Versuchsanordnung 1 bzw. die Zunahme nach Versuchsanordnung 2 zu vergleichen. Die Ergebnisse, beispielhaft in Abb. 22 und Abb. 23 dargestellt, zeigen übereinstimmend, daß fetales Hb die geringere CO-Affinität besitzt. Wenn es mit CO halbgesättigt ist, hat das Erwachsenen-Hb eine im Durchschnitt etwa um 10% höhere Sättigung. Die Verhältnisse entsprechen also denen bei Oxygenation.

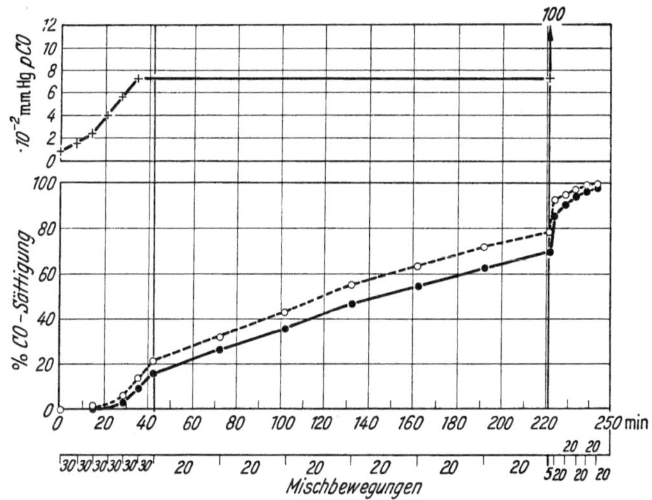

Abb. 23. Anstieg der CO-Sättigung von sauerstofffreiem Blutfarbstoff in Abhängigkeit vom CO-Partialdruck und der Zeit. —•—•— = Nabelschnur-Hb, -○--○- = Erwachsenen-Hb. Blutfarbstoff = 200 mg/100 cm³. Phosphatpuffer 0,1 m pH 7,5. Temp. 23,5°. Beachte die sehr träge Reaktion, besonders gut während des gleichbleibenden CO-Druckes ($7{,}2 \cdot 10^{-2}$ mm Hg) von 40 min bis 220 min zu sehen.

3. CO_2-Bindung.

Durch HENRIQUES war 1927 entdeckt worden, daß CO_2 mit dem Blutfarbstoff eine Verbindung bildet, die er Carbhämoglobin nannte. Sie wurde von FERGUSON und ROUGHTON und von STADIE und O'BRIEN weiter untersucht. Die komplexe Bindung von CO_2 spielt sowohl für CO_2-Austausch wie für den BOHR-Effekt eine Rolle. Irgendwelche Anhaltspunkte für Speciesdifferenzen im Verhalten des Blutfarbstoffes gegenüber CO_2 liegen bislang nicht vor. Auf die Besprechung des Carbhämoglobin kann daher verzichtet werden.

II. Oxydation.

Fast so alt wie die Kenntnis des Hämoglobin selbst ist die des Hämiglobin (Methämoglobin, Ferrihämoglobin), indem es sich in Präparationen von Hämoglobinen rasch als unerwünschtes Nebenprodukt zeigte. Daß es einen wohldefinierten Körper und nicht einfach ein mehr oder weniger unklares Denaturierungsprodukt darstellt, zeigte 1899 v. ZEYNEK; er zeigte ferner, daß es sich durch oxydierende Substanzen aus Oxyhämoglobin darstellen ließ, und daß dabei der locker gebundene Sauerstoff losgelöst wurde. Diese ebenfalls von HALDANE gefundene Tatsache bildet die Grundlage für die volumetrische Bestimmung der Sauerstoffkapazität (*200*). KÜSTER erkannte, daß das Eisen im Hämiglobin dreiwertig sein müsse (*334*). 1923 konnte CONANT zeigen, daß reduziertes Hämoglobin und Hämiglobin ein Redoxsystem darstellen und sich durch entsprechende Oxydations- und Reduktionsmittel unter Abgabe bzw. Aufnahme von 1 Elektron pro Fe-Atom ineinander überführen lassen (*117*). Seine Ergebnisse wurden später durch HAVEMANN bestätigt und ergänzt (*225*, *227a*). HAVEMANN stellte dabei unter anderem fest, daß das Redoxpotential Hämoglobin—Hämiglobin bei Pferde- und Rinderhämoglobin identisch ist (*225*).

Diese letztere Beobachtung ist von Bedeutung im Hinblick auf die Unterschiede, die sich bei der Oxydation von Blutfarbstoff verschiedener Tiere durch Hämiglobinbildner in vivo und in vitro feststellen lassen. SPICER fand beträchtliche Differenzen zwischen Hund, Katze und Kaninchen, weiter zusammen mit REYNOLDS auch solche zwischen jungen und alten Kaninchen. Eigene Arbeiten untersuchten das Oxyhämoglobin aus der Nabelschnur menschlicher Neugeborener und erbrachten deutliche Differenzen gegenüber Oxyhämoglobin des Erwachsenen (*60*, *62*).

1. Oxydation des O_2Hb durch Kaliumferricyanid.

Versetzt man eine Lösung von Oxyhämoglobin vom p_H 6,8 mit Kaliumferricyanid, dann bildet sich Hämiglobin und dabei schlägt die Farbe von Rot nach Braun um. Zweckmäßig wählt man etwa den 4—5fachen Betrag der theoretisch für eine Oxydation erforderlichen Menge an $K_3Fe(CN)_6$, d. h. pro Mol O_2Hb etwa 16—20 Mol $K_3Fe(CN)_6$. Unter diesen Bedingungen läuft die Reaktion so langsam ab, daß sie mit dem Photometer leicht messend verfolgt werden kann. Das rote Filter OG 3 eignet sich zur Erfassung des Vorgangs sehr gut: man mißt damit das Entstehen und Anwachsen der Hämiglobinbande. Abb. 24 zeigt einen derartigen Versuchsablauf bei Nabelschnur- und Erwachsenenhämoglobin. Nach raschem anfänglichen Anstieg nimmt der weitere Zuwachs an Hämiglobin mit fortschreitender Reaktion etwa exponential ab. Wählt man die 50%ige Umwandlung zu Hämiglobin als Bezugspunkt, dann ist dieser im Fall der Abb. 24 von Nabelschnur-Hb nach 20,5 sec, von Erwachsenen-Hb nach 33 sec erreicht, d. h. die Reaktionsgeschwindigkeiten verhalten sich wie 1,6:1. Diese Differenz stellte sich heraus gleichgültig, ob einfache, stromafrei zentrifugierte Hämolysate gewaschener Erythrocyten oder dialysierte Hämolysate für den Versuch genommen wurden. Bei Präparationen, die durch Ammonsulfatfällung gereinigt waren, lag die Differenz ein wenig höher (1,7:1 und 1,75:1). Diese Präparationen erwiesen sich aber wegen ihres durch die Aufarbeitung bedingten Hämiglobingehaltes insofern als ungünstig, als bereits vorhandenes Hämiglobin offensichtlich den Oxydationsablauf beschleunigte. In einem Versuch, bei dem im Nabelschnurblutfarbstoff 18,5%, im Erwachsenenblutfarbstoff 9,8% Hämiglobin war, stellte sich das Verhältnis der Reaktionsgeschwindigkeiten auf 2,5:1, in einem anderen Fall von noch schlechteren Präparationen, bei dem der fetale Blutfarbstoff 40%, der vom Erwachsenen 25% Hämiglobin enthielt, auf 3,2:1. Es konnten also nur Präparate von ungefähr gleichem Hämiglobingehalt benutzt werden.

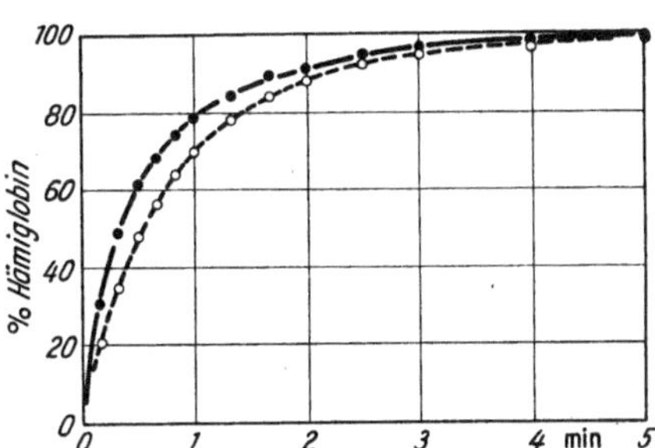

Abb. 24. Oxydation von Oxyhämoglobin zu Hämiglobin durch Kaliumferricyanid im Ablauf der Zeit. -•—•- = Nabelschnur-Hb, -o--o- = Erwachsenen-Hb. Blutfarbstoff = 100 mg/100 cm^3 = $0,147 \cdot 10^{-4}$ Mol/l. Kaliumferricyanid = $0,285 \cdot 10^{-3}$ Mol/l. Phosphatpuffer 1/15 m, p_H 7,15. Temp. 23°.

Das p_H hatte einen wesentlichen Einfluß auf den Ablauf der Reaktion. Tab. 8 gibt über einen derartigen Versuch Auskunft.

Tabelle 8.

p_H (Phosphatpuffer) :		7,0	6,2	5,5
50%ige Oxydation n. sec	Nabelschnur-Hb . .	16	12	< 10
	Erwachsenen-Hb . .	28	19	< 10

Die Verschiebung um 0,8 p_H-Einheiten zur sauren Reaktion bedingte also eine Steigerung der Reaktionsgeschwindigkeit auf etwa das $1^1/_2$fache. Bei p_H 5,5 lief der Prozeß so rasch ab, daß er nicht mehr gemessen werden konnte. — Weiter war der Salzgehalt der Lösung nicht unwesentlich. Bei einer bei p_H 7,0 durchgeführten Versuchsreihe verkürzte der Anstieg der molaren Konzentration des Phosphatpuffers von 0,019 auf das 3fache (0,057) die Zeit der 50%igen Oxydation von Erwachsenen-O_2Hb von 40 sec auf 34 sec.

2. Oxydation von O_2Hb durch Natriumnitrit.

Eine andere Möglichkeit einer Oxydation von O_2Hb ist die durch Natriumnitrit. Der Oxydationsablauf ist hier komplizierter als bei Kaliumferricyanid, indem gleichzeitig mit der Oxydation des Blutfarbstoffes zu Hämiglobin das Nitrit in Nitrat übergeht. Der Vorgang wurde von Meier, Austin und Drabkin, Greenberg und Mitarb., Remmer,

JUNG und REMMER näher untersucht. Es handelt sich um eine gleichzeitige Oxydation von Nitrit zu Nitrat und von Hämoglobin zu Hämiglobin, bei der ein Teil des locker gebundenen Sauerstoffs für die Oxydationen verbraucht wird. Nach der zur Zeit anerkannten Summenformel

$$NaNO_2 + 2\,O_2Hb + H_2O \longrightarrow NaNO_3 + 2\,HbOH + O_2$$

werden von 1 Molekül Nitrit 2 Äquivalente (oder $^1/_2$ Molekül) O_2Hb in Hämiglobin umgewandelt. Das Nitrit wird Nitrat; der locker gebundene Sauerstoff wird zur Hälfte frei und geht im übrigen in die Oxydationen ein.

Der formale Ablauf der Reaktion, von REMMER eingehend untersucht, ist eigenartig: Nach einer mehr oder weniger langen Latenz setzt

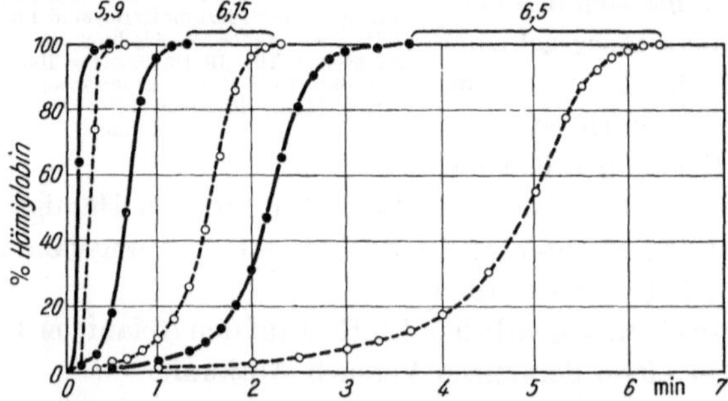

Abb. 25. Oxydation von Oxyhämoglobin zu Hämiglobin durch Natriumnitrit im Ablauf der Zeit bei verschiedenem pH (5,9, 6,15, 6,5). —●—●— = Nabelschnur-Hb, —○—○— = Erwachsenen-Hb. Blutfarbstoff = 100 mg/100 cm³ = 0,147 · 10^{-4} Mol/l. Nitrit = 0,25 · 10^{-3} Mol/l. Phosphatpuffer 0,042 m. Temp. 21°.

mit rascher Geschwindigkeitszunahme die Reaktion ein, um dann zuletzt wieder etwas langsamer werdend auszuklingen. Es entsteht graphisch eine S-Kurve (Abb. 25). Der Verlauf ist photometrisch bei Filter OG 3 recht gut zu verfolgen. Nach JUNG und REMMER entspricht die Reaktionsweise einem autokatalytischen Vorgang; es ist allerdings bis heute nicht klar, was dabei als Katalysator wirkt. Das entstehende Hämiglobin ist es nicht (*287*). Nitrat ist es nach eigenen Untersuchungen ebenfalls nicht. Nun ist der Vorgang der Oxydation in Wirklichkeit komplizierter, als es aus der einfachen Summenformel abzulesen ist, worauf vor allem BÉNARD und Mitarb. aufmerksam machen (*48*). Es dürfte eine Disproportionierung und ein damit verbundenes Erscheinen von NO eine Rolle spielen (*226*), womit sich für die Interpretation des Reaktionsablaufs verschiedene Möglichkeiten ergeben. Sie sollen hier nicht näher betrachtet werden.

In eigenen Versuchen wurde vergleichend die Nitritwirkung auf fetales und reifes Hb geprüft. Es zeigte sich dabei noch ausgeprägter als bei der Oxydation mit Kaliumferricyanid eine raschere Oxydation von Nabelschnurhämoglobin. Die Reaktionsgeschwindigkeiten verhielten sich etwa wie 2:1 (s. Abb. 25), wenn die 50%ige Oxydation als Maßstab genommen wurde; eher sogar noch etwas mehr als 2:1. Diese Differenz resultierte aus einer Verlängerung der Anlaufzeit und aus einem geringeren Steigungsmaß bei Erwachsenenhämoglobin.

Die Reaktion ist recht p_H-empfindlich. Remmer gibt für den Bereich von p_H 7,0—p_H 6,4 eine Verkürzung der Reaktionszeit (50%ige Oxydation) von 7 min 20 sec auf 1 min an, wobei sich keine eindeutige Reaktionsordnung in bezug auf die H-Ionenkonzentration feststellen ließ. Tab. 9 gibt die Reaktionszeiten bis zur 50%igen Oxydation für die in Abb. 25 gezeigte Versuchsreihe.

Tabelle 9.

p_H (Phosphatpuffer) :		5,9	6,15	6,5
50%ige Oxydation nach sec	Nabelschnur-Hb . . .	~ 8	40	130
	Erwachsenen-Hb . .	18	92	290

Eine Verschiebung um 0,6 p_H-Einheiten beschleunigt also den Vorgang um mehr als das 15fache, d. h. der p_H-Einfluß ist mehr als 10mal so stark wie bei der Oxydation durch Kaliumferricyanid. Dabei bleibt aber der charakteristische Unterschied zwischen fetalem und reifem Hb annähernd in gleicher Weise erhalten.

Auch andere Variationen der Versuchsbedingungen sind für den Reaktionsablauf von Wichtigkeit. Die Geschwindigkeit wächst mit der Konzentration des Nitrit an. Nach Remmer resultierten für die molaren Konzentrationen $2 \cdot 10^{-4}$, $4{,}3 \cdot 10^{-4}$, $8{,}6 \cdot 10^{-4}$ an Nitrit die Reaktionszeiten (50%ige Oxydation) 8 min 40 sec, 2 min 40 sec, 1 min. Eine eindeutige Reaktionsordnung für die Wirkung der Nitritkonzentration ließ sich nicht aufstellen. Eine Vermehrung der Hämoglobinkonzentration machte dagegen praktisch keine Differenz. Recht auffällig ist die Wirkung der Salzkonzentration im Ansatz. Tab. 10 stellt einen Versuch dar, bei dem einem mit 0,0415 Mol Phosphat auf p_H 6,25 abgepufferten Reaktionsansatz verschiedene Mengen Kochsalz zugefügt wurden.

Tabelle 10.

Endkonzentration an NaCl, Mol :		—	0,228	0,455	0,91
50%ige Oxydation nach sec	Nabelschn.-Hb	35	15	~ 9	< 10
	Erwachs.-Hb.	84	29,5	18,5	< 10

Mit anderen Worten: Zusatz von Kochsalz in einer Endkonzentration von 1,33% verkürzte die Reaktionszeit auf weniger als die Hälfte. Mit dieser Empfindlichkeit gegen die Salzkonzentration fanden Unstimmigkeiten zwischen Versuchsergebnissen verschiedener Ansätze ihre

Erklärung, die verschiedene Pufferkonzentrationen enthielten. Es ist bemerkenswert, daß die Differenz zwischen fetalem und reifem O_2Hb auch hierbei unverändert erhalten bleibt.

Die Differenz geht aber zurück, wenn der Blutfarbstoff nur teilweise mit Sauerstoff gesättigt ist. Abb. 26 zeigt einen solchen Versuch, bei dem das fetale Hb noch zu 36%, das Erwachsenen-Hb zu 37,5% O_2-gesättigt war, im Vergleich mit einem Ablauf an 100% O_2-gesättigtem Blutfarbstoff. Der Umsatz wird langsamer und bekommt ein ganz

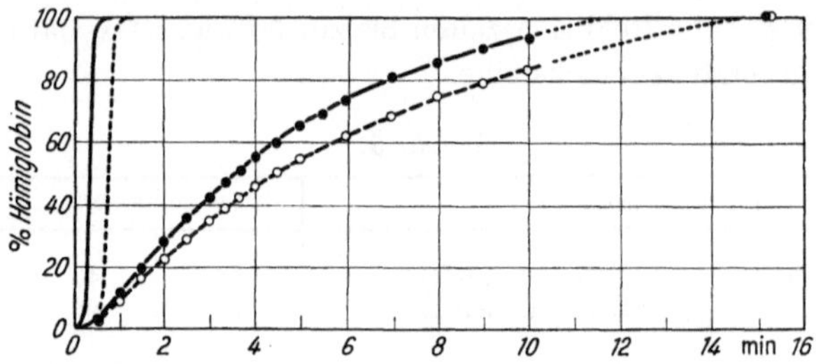

Abb. 26. Ablauf der Oxydation von teilweise sauerstofffreiem Blutfarbstoff durch Natriumnitrit -•—•- = Nabelschnur-Hb, -○--○- = Erwachsenen-Hb. Links zum Vergleich der Ablauf bei voll mit O_2 gesättigtem Blutfarbstoff. Blutfarbstoff = 90 mg/100 cm^3 = $0{,}132 \cdot 10^{-4}$ Mol/l. Nitrit = $0{,}25 \cdot 10^{-3}$ Mol/l. Phosphatpuffer 1/30 m, pH 6,0. Temp. 23°.

anderes Aussehen: die Latenz zu Anfang ist noch angedeutet, dann aber ist die Kurve exponential gekrümmt. Der 50%ige Umsatz, dessen Zeiten sich bei fetalem und bleibendem voll oxygenierten O_2Hb wie 20:44 sec verhielten, ist nach 3 min 40 sec bzw. 4 min 30 sec vollendet, d. h. das Verhältnis der Reaktionsgeschwindigkeiten ging von 2,2:1 auf 1,25:1 herunter. In einem anderen Versuch, bei dem die Hämoglobine noch weniger Sauerstoff enthielten, war die Umsatzgeschwindigkeit bei fetalem Hb sogar eher etwas langsamer als bei Erwachsenen-Hb.

Es wurde zuletzt von Umsatz und nicht von Oxydation gesprochen, da bei Einwirkung von Nitrit auf sauerstofffreies Hb zu gleichen Teilen Hämiglobin und NO-Hämoglobin entstehen (*287*). Bei teildesoxygeniertem Blutfarbstoff ist das entstehende Gemisch nicht ohne weiteres vorauszusagen; es war auch mit den vorhandenen Hilfsmitteln nicht zu analysieren. In den zitierten beiden letzten Versuchen differierte die Extinktion des Endzustandes bei OG 3 nicht von der bei Oxydation von O_2Hb, also von der Extinktion von Hämiglobin. Es schien also im wesentlichen eine Umwandlung zu Hämiglobin stattgefunden zu haben, was auch plausibel ist, da noch Sauerstoff im System war. — Von diesen Schwierigkeiten wird aber die Tatsache nicht berührt, daß die auffällige Differenz zwischen fetalem und bleibendem Hb mit einer Desoxygenierung verschwindet; auf diese Feststellung kommt es vorerst nur an.

3. Oxydation von sauerstofffreiem Hämoglobin.

Versuche, die Oxydation von sauerstofffreiem Blutfarbstoff mit Kaliumferricyanid zu messen, schlugen mit der bisher benutzten Versuchsanordnung fehl, da die Oxydation schlagartig stattfand. Es wurde daher die im vorigen Kapitel erwähnte einfache Nachbildung der Durchflußapparatur nach Hartridge und Roughton herangezogen (s. S. 62). Es hätte aber umfangreicher und technisch an dem Gerät nicht durchführbarer Vorkehrungen bedurft, um die Blutfarbstofflösung bis zu dem Augenblick ihrer Reaktion mit der Kaliumferricyanidlösung sauerstofffrei zu halten. Da Hämoglobin-Hämiglobin ein definiertes Redoxsystem mit einem konstanten Redoxpotential darstellt, konnte auch der umgekehrte Vorgang gemessen werden, also statt einer Oxydation von Hämoglobin zu Hämiglobin eine Reduktion von Hämiglobin zu Hämoglobin. Differenzen der Oxydationsgeschwindigkeit mußten sich auch bei der Reduktion zeigen.

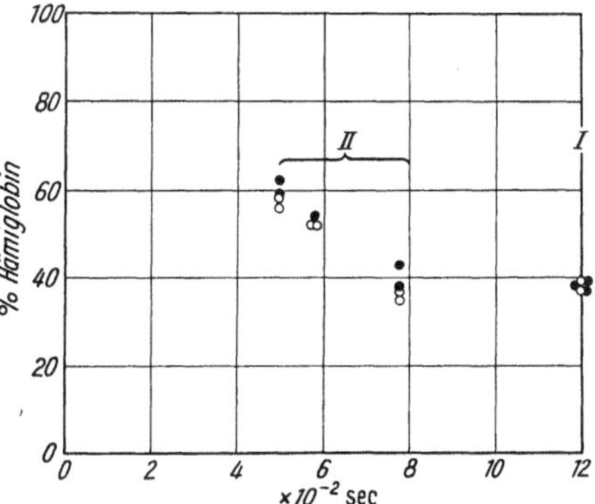

Abb. 27. Reduktion von Hämiglobin durch Natriumdithionit zu Hämoglobin im Durchflußapparat. • = Nabelschnur-Hb, ○ = Erwachsenen-Hb. Konzentration der miteinander reagierenden Lösungen: Blutfarbstoff = 200 mg/100 cm³, $Na_2S_2O_4$ = 0,15%. Phosphatpuffer 1/45 m. pH 6,8. Temp. f. Serie I = 22°, f. Serie II = 23,5°. Zwischen Serie I und Serie II wurde das Gerät umgebaut.

Abb. 27 zeigt die, bei Reaktion einer dialysierten, an $Al(OH)_3$ gereinigten Lösung von Hämiglobin (200 mg-%) mit einer 0,15%igen Lösung von Natriumdithionit bei p_H 6,8 erzielten Ergebnisse. In der Versuchsserie II liegen alle Werte für fetales Hb ein wenig über denen für bleibendes Hb; insgesamt gehen diese Differenzen aber in der Fehlerbreite der Methode unter. In Serie I stimmen die Werte für beide Farbstoffe überein. Die Reaktion läuft recht rasch ab: Schon nach etwa 0,06 sec ist 50% des Blutfarbstoffes reduziert. — Es ließ sich also bei dieser Versuchsanordnung keine eindeutige Differenz zwischen der Reduktion von fetalem und bleibendem Hämiglobin nachweisen, womit unwahrscheinlich wurde, daß der umgekehrte Vorgang, die Oxydation des sauerstofffreien Hämoglobin zu Hämiglobin sich anders verhält.

4. Beziehungen zwischen Sauerstoffdissoziation und Oxydation.

Sowohl bei der Oxydation durch Kaliumferricyanid wie bei der in Gegenwart von Nitrit verschwanden die Differenzen zwischen fetalem und bleibendem Hb, wenn statt O_2Hb reduziertes Hb untersucht wurde. Diese Befunde stehen in bemerkenswerter Übereinstimmung mit der Feststellung von Havemann, daß bei Pferd und Rind kein Unterschied im Redoxpotential des Systems Hämoglobin—Hämiglobin vorhanden ist. Offenbar ist die Neigung des Hämoglobineisens, von der zwei- in die dreiwertige Stufe überzugehen, bei verschiedenen Species und auch bei Erwachsenem und Fetus annähernd die gleiche. Das ändert sich, sobald das Hämoglobinmolekül oxygeniert ist. O_2 kann nur an zweiwertiges Eisen gebunden sein, und solange O_2 gebunden ist, kann das zweiwertige Eisen nicht in dreiwertiges übergehen. Der reversibel gebundene Sauerstoff stellt also einen Oxydationsschutz dar. CONANT dürfte wohl der erste gewesen sein, der herausstellte, daß bei der Oxydation einer Oxyhämoglobinlösung der Vorgang so zu denken ist: neben O_2Hb findet sich immer eine geringe Menge Hb in der Lösung; wird letzteres oxydiert, und nur es kann oxydiert werden, verschiebt sich das O_2Hb-Hb-Gleichgewicht; es bildet sich Hb aus O_2Hb durch Dissoziation nach, und so fort, bis alles O_2Hb über Hb in Hämiglobin übergeführt ist (*117*). Damit wird die Geschwindigkeit der Oxydation von O_2Hb davon abhängig, wie rasch der Sauerstoff abdissoziiert. Wir können für unsere Frage folgern, daß die *Differenz der Oxydationsfähigkeit von fetalem und bleibendem Oxyhämoglobin in erster Linie von der Geschwindigkeit ihrer jeweiligen Sauerstoffdissoziation bedingt ist.* Die direkte Messung der Sauerstoffdissoziation hatte tatsächlich eine raschere Abgabe des O_2 bei fetalem Hb ergeben (S. 63). Damit steht in der Zeiteinheit bei fetalem Blutfarbstoff mehr oxydierbares reduziertes Hb zur Verfügung als bei bleibendem Hb; es resultiert ein rascherer Anstieg des Oxydationsproduktes Hämiglobin. — Auf der anderen Seite können die Ergebnisse der Oxydationsversuche als Bestätigung des Befundes einer differenten Sauerstoffdissoziation gewertet werden. Auch der merkwürdige Effekt, daß eine Vermehrung der Salzkonzentration die Oxydationsgeschwindigkeit erhöht, ist über eine Verstärkung der O_2-Dissoziation durch Anstieg der Salzkonzentration leicht zu erklären (*504*).

Wenn die Überlegungen stimmen, dann müßte mit Hilfe der Oxydation durch Kaliumferricyanid die Dissoziationsgeschwindigkeit des O_2Hb, also die Reaktion $O_2Hb \longrightarrow O_2 + Hb$ gemessen werden können. Im Fall des O_2Hb geht das deswegen nicht, weil die gegenläufige Reaktion: $O_2 + Hb \longrightarrow O_2Hb$, also die Sauerstoffassoziation stört, denn sie erfolgt so rasch, daß sie auch durch hohe Kaliumferricyanidkonzentrationen nicht ausgeschaltet werden kann. Doch wird die Oxydation durch Kaliumferricyanid benutzt, um die Dissoziation des COHb zu messen; da die Geschwindigkeit der CO-Assoziation nur etwa $^1/_{10}$ der des O_2 ist, läßt sich ihr Einfluß durch eine geeignete Konzentration an Kaliumferricyanid praktisch ausschalten (*382*). Die Differenz der Oxydationsgeschwindigkeiten bei fetalem und bleibendem O_2Hb stellt also immer nur einen Reflex der differenten Sauerstoffdissoziation dar und gibt keinen Maßstab für die tatsächlichen quantitativen Verhältnisse.

5. Oxydation von COHb.

Da COHb außerordentlich langsam dissoziiert, ist auch eine außerordentlich langsame Oxydation zu erwarten. Das ist an sich eine altbekannte Erscheinung, denn man benutzt ja die CO-Sättigung, um bei Arbeiten mit Blutfarbstoff diesen vor der Oxydation zu Hämiglobin zu schützen. Bei Vergleich von fetalem und Erwachsenen-Hb stellt sich folgendes heraus (Abb. 28): Bei Anwendung einer Kaliumferricyanidkonzentration, die fetales O_2Hb in 20 sec zu 50% oxydiert, bleibendes O_2Hb in 32 sec, wird fetales COHb in 38 min, bleibendes COHb in 96 min zu 50% umgesetzt. Das gibt ein Verhältnis der Reaktionszeiten bei

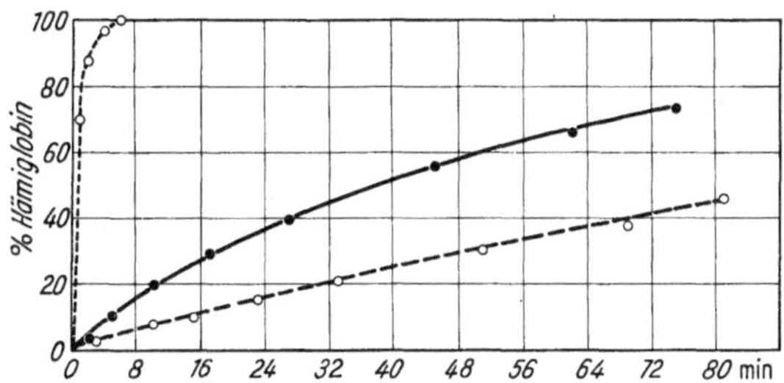

Abb. 28. Oxydation von COHb zu Hämiglobin durch Kaliumferricyanid. -•—•- = Nabelschnur-COHb, -○--○- = Erwachsenen-COHb. Ganz links zum Vergleich Ablauf bei Erwachsenen-O_2Hb. Blutfarbstoff = 100 mg/100 cm³ = 0,147 · 10^{-4} Mol/l. Kaliumferricyanid = 0,285 · 10^{-3} Mol/l. Phosphatpuffer 1/15 m, pH 7,15. Temp. 23°.

fetalem Blutfarbstoff wie 1:114, bei Erwachsenenblutfarbstoff wie 1:180. Die Sättigung mit CO verzögert also die Oxydation um über das 100fache. Es ist bemerkenswert, daß auch bei der Oxydation des COHb sich ähnliche Differenzen zwischen fetalem und bleibendem Hb herausstellen wie bei der des O_2Hb. Die Reaktionsgeschwindigkeiten verhalten sich wie 2,5:1 (nach Maßstab der 50%igen Oxydation; nach der genauer festzustellenden 25%igen Umsetzung war das Verhältnis 3:1); wurde die Kaliumferricyanidkonzentration auf den vierfachen Betrag erhöht, verkürzte sich die Reaktionszeit in beiden Fällen auf rund $^1/_6$; das Verhältnis zwischen den Reaktionsgeschwindigkeiten stellte sich auf 3:1.

6. Spontanoxydation von Blutfarbstoff.

Es wäre noch die Spontanoxydation des Blutfarbstoffes in Hämolysaten zu erwähnen. Vergleichende Untersuchungen an Hämolysaten aus dem Blut junger Säuglinge und älterer Kinder wurden von Künzer und Künzer mitgeteilt. Hierbei stellte sich die überraschende Tatsache heraus, daß sich in Hämolysaten älterer Kinder rascher Hämiglobin bildete; nach den Befunden der Autoren fast doppelt so rasch. Einzelne eigene Beobachtungen geben nicht so hohe Ziffern, aber im Prinzip stimmen sie mit den Befunden überein. Was liegt hier vor?

Die spontane Hämiglobinbildung in Hämolysaten ist mehrfach untersucht worden (*88—90*, *369*, *396*, *569*), vor allem sind die eingehenden Arbeiten von Brooks bekannt. Über die Gesetzmäßigkeiten des Vorganges ist man daher gut orientiert: er läuft in unimolekularer Reaktion ab, bei saurer Reaktion rascher als bei alkalischer, und ist von der O_2-Spannung insofern abhängig, als hohe O_2-Spannung den Vorgang hemmt, niedere ihn fördert mit einem Maximum bei einem pO_2 von 20 mm Hg. Darunter wird die Spontanoxydation wieder langsamer. Das läßt sich plausibel so erklären, daß Sauerstoff an sich das Hämoglobineisen „rosten" lassen kann wie anderes Eisen auch, aber nur dann, wenn es als reduziertes Hämoglobin vorliegt, da der gleiche Sauerstoff im O_2Hb als Rostschutz wirkt. Sinkt die Sauerstoffspannung so weit ab, daß ein beträchtlicher Teil des Hämoglobin sauerstofffrei ist, dann kann dessen Eisen sich oxydieren, wenn überhaupt Sauerstoff vorhanden ist. Damit wird das Ausmaß dieser Oxydation eine Funktion der Sauerstoffspannung und des Prozentsatzes an unoxygeniertem Hb; das Produkt beider erreicht ein Maximum etwa bei Halbsättigung, wie man sich leicht an Hand einer Dissoziationskurve überzeugen kann.

Wenn es sich nun einfach um einen Valenzwechsel des Eisens handelte, dann müßte an sich wie bei der Oxydation mit Kaliumferricyanid im Verlauf des Vorganges Sauerstoff frei werden, der Sauerstoff jeweils, der sozusagen nach Dissoziation keinen Platz mehr zur Assoziation findet, weil das Hb in der Zwischenzeit Hämiglobin geworden ist. Das ist aber nicht der Fall. Neueste Untersuchungen von GEORGE und STRATMAN — allerdings an Myoglobin durchgeführt, das sich aber ebenso verhält wie Hämoglobin — zeigen, daß im Gegenteil Sauerstoff aus der Atmosphäre aufgenommen wird, und zwar pro Häm 1,5 Mol O_2. Rechnete man den als reversibel gebunden vorhandenen Sauerstoff mit hinein, wurden also bei dieser Oxydation pro Häm 2,5 Mol O_2 verbraucht. Diese Sauerstoffaufnahme ging streng mit der Zunahme des Metmyoglobin parallel. Es müssen also bei der Spontanoxydation am Hämoglobinmolekül noch andere Dinge vor sich gehen als nur der Valenzwechsel des Eisens, und diese anderen — sauerstoffverbrauchenden — Vorgänge sind offensichtlich limitierend. Damit wäre die Spontanoxydation von Blutfarbstoff nicht mit der durch Oxydationsmittel zu vergleichen, jedenfalls nicht z. B. mit der durch Kaliumferricyanid. Bei anderen Oxydationsmitteln können durchaus andere Verhältnisse gegeben sein, wie EGGLETON und FEGLER zeigten: Versetzten sie Oxyhämoglobinlösungen mit steigenden Mengen Kaliumferricyanid, dann hatte sich nach 15 min proportional der Zugabe Hämiglobin gebildet. Zugesetztes Kaliumferricyanid oxydierte also quantitativ das Hämoglobineisen. Zusatz von Jod führte jedoch nicht zu einer proportionalen Zunahme; es mußte also Jod an anderen Stellen des Moleküls verbraucht worden sein. Bei neutralem p_H handelte es sich um Mengen von etwa 3 Äquivalenten, bevor eine Oxydation des Hämoglobineisens bemerkbar wurde. Dieser von den Autoren als Oxydation am Globin interpretierte Effekt war von Species zu Species verschieden und wies eine Parallelität zu dem Cystin-Cystein-Gehalt der betreffenden Hämoglobine auf. Daß Jod unter bestimmten Versuchsbedingungen quantitativ mit SH-Gruppen reagiert, ist bekannt (*336*), darüber existiert eine Reihe weiterer Reaktionsmöglichkeiten am Eiweiß (*46*).

Hinzu kommt noch, daß in Hämolysaten oxydationshemmende Faktoren vorhanden sind, in verschieden großer Menge je nach Species und je nach dem Ausmaß der Entfernung der Stromata. FEGLER (*161*) und EGGLETON und FEGLER (*151a*) haben diese Faktoren näher untersucht und glauben vor allem im reduzierten Glutathion die wesentlichste Substanz zu sehen, wozu noch ein fest an die Stromata gebundener Faktor kommt. Je nach dem Ausmaß der Entfernung der Stromata fanden sie ganz erhebliche Differenzen in der Geschwindigkeit der Spontanoxydation. Man wird also über die Spontanoxydation erst endgültig urteilen können, wenn man gereinigte Hämoglobinlösungen untersucht hat.

III. Die peroxydatische Aktivität.

Die von SCHÖNBEIN 1856 entdeckte peroxydatische Wirkung des roten Blutfarbstoffes ist Gegenstand mancher Kontroversen gewesen. Seitdem BUCKMASTER sie 1908 in Übereinstimmung mit LESSER als einen pseudoperoxydatischen Effekt bezeichnete und sie scharf von der Aktivität echter (pflanzlicher) Peroxydasen absetzte, ist in der Frage Peroxydase oder Pseudoperoxydase keine Einigung erzielt worden. Nach Lehr- und Handbüchern der letzten Jahre zu urteilen neigt sich die allgemeine Auffassung zur Zeit mehr der Entscheidung für „Pseudoperoxydase" zu. Andererseits liegen eine Anzahl Arbeiten vor, die darlegen, daß man zwischen der Wirkung des Blutfarbstoffes und der pflanzlichen Peroxydase prinzipiell keinen Unterschied machen könne (*25*, *304*, *552*). POLONOWSKI und JAYLE sind nachdrücklich nicht nur für die Fermentnatur, sondern auch für eine Fermentfunktion des Hämoglobin als Peroxydase eingetreten. In eigenen Untersuchungen wurden 1950 eine Reihe Eigenschaften, die charakteristisch für Peroxydasen sind, an Blutfarbstoff geprüft, und dabei qualitativ im Vergleich mit den von DIEMAIR und HÄUSER für pflanzliche Peroxydasen mitgeteilten Daten völlige Übereinstimmung gefunden (*56*).

Im einzelnen handelte es sich um folgende Punkte:

1. Die peroxydatische Aktivität des Blutfarbstoffes hat wie die des pflanzlichen Ferments ein ausgeprägtes *p_H-Optimum*. Es wurde in Übereinstimmung mit anderen Autoren (*30*, *338*) in etwas saurerem Bereich als bei der pflanzlichen Peroxydase gefunden, bei p_H 4,4—4,6 (Acetatpuffer, Benzidin als Substrat).

2. Sie hat ferner ein ausgeprägtes *Temperaturoptimum* bei 38° und entspricht damit recht genau der pflanzlichen Peroxydase (36°) (*133*).

Zwischen 15° und 36° beschleunigt sich der Reaktionsablauf mit einer Temperaturzunahme von 10° auf das Doppelte.

3. Die Aktivität wird durch *Erhitzen* zu etwa $^9/_{10}$ zerstört. Der Aktivitätsrest zeigt keine p_H-Abhängigkeit mehr. Die Denaturierung beginnt oberhalb 50°. Der Hauptabfall der Aktivität findet sich etwa bei Temperaturen von 70—80°, was dem Verhalten der pflanzlichen Peroxydase entspricht.

4. Durch *andere Denaturierungsmaßnahmen*, wie z. B. Salzsäurezusatz, wird die Aktivität auf einen ähnlichen Restbetrag herabgesetzt wie bei der Hitzeinaktivierung.

5. Mit steigender H_2O_2-*Konzentration* nimmt der Umsatz zu bis zu einem „Optimum", von dem ab wieder eine langsame Abnahme bei weiterer Steigerung des H_2O_2 erfolgt. Auch diese Eigenart ist von der pflanzlichen Peroxydase bekannt (*133*, *554*). Die Lage des Optimums hängt u. a. von der Konzentration des Substrats ab: je geringer dieses, bei desto niedrigeren H_2O_2-Konzentrationen liegt es.

6. Die peroxydatische Aktivität des Blutfarbstoffes (als Hämiglobin) ist durch KCN bis auf einen Betrag hemmbar, der dem bei Denaturierung entspricht. Das Maximum der Hemmung ist erreicht, wenn auf 1 Mol Hämiglobin 4 Mole KCN treffen.

Es handelt sich demnach beim roten Blutfarbstoff um einen Körper, bei dem die unspezifische — z. B. p_H-unabhängige, durch Cyanid nicht hemmbare — peroxydatische Aktivität des Hämins durch Kopplung an einen Eiweißkörper (Globin) auf rund das Zehnfache gesteigert wird. Man braucht an die Stelle von „10fach" nur „200000fach" zu setzen, dann gilt die Formulierung für die pflanzliche Peroxydase. Diese Verstärkung der einfachen Häminwirkung durch das Protein ist bei Hämoglobin in gleicher Weise hitzeempfindlich wie bei pflanzlicher Peroxydase. Der hitzestabile Rest ist nur bei der pflanzlichen Peroxydase wesentlich kleiner als bei Hämoglobin — $^1/_{200\,000}$ der Wirkung des ungeschädigten Ferments gegenüber $^1/_{10}$ —, daher wird er bei der pflanzlichen Peroxydase übersehen. — Der Blutnachweis nach O. und R. Adler erfaßt nur die unspezifische, denaturierungsstabile Häminkatalyse und sagt infolgedessen nichts über die peroxydatischen Eigenschaften des Hämoglobin aus.

Man muß also dem Blutfarbstoff Fermentnatur zubilligen. Er ist eine Peroxydase, wenn auch nur eine schwache. Die enorme quantitative Differenz gegenüber der pflanzlichen Peroxydase scheint nach Jayle zu einem wesentlich kleineren Betrag zusammenzuschmelzen, wenn nicht H_2O_2, sondern Alkylperoxyde als Reaktionspartner genommen werden (*269*). Selbstverständlich existieren außer dem rein Quantitativen auch noch gewisse Differenzen im Reaktionsablauf, die vor allem von JAYLE herausgestellt werden. Die Zeit-Umsatz-Beziehung, die Beziehung zwischen Umsatz und Enzymkonzentration wie die zwischen Umsatz und H_2O_2-Konzentration sollen differieren. Die eigenen Untersuchungen ergaben freilich weitgehende Übereinstimmung mit den für die pflanzliche Peroxydase abgeleiteten Gesetzmäßigkeiten. Diese Dinge hängen weitgehend von den Versuchsbedingungen ab. Die von JAYLE beispielsweise vermißte Linearität zwischen Variation der Konzentration des Ferments und dem Umsatz im Falle des Hämoglobin war in der eigenen Versuchsanordnung vorhanden, offenbar, weil wegen der hohen Empfindlichkeit der Methode mit sehr niedrigen Hb-Konzentrationen gearbeitet werden konnte. — Es soll auch nicht übersehen werden, daß nach THEORELL die Bindung des Hämins an den Eiweißkörper in der pflanzlichen Peroxydase eine andere ist als im Hämoglobin. Alle derartigen Differenzen unterscheiden aber das Hämoglobin grundsätzlich nicht mehr von der pflanzlichen Peroxydase als beispielsweise die Verdoperoxydase (AGNER) der Leukocyten von ihr. Man kann nur sagen, daß es verschiedene Arten von Peroxydasen gibt und der Blutfarbstoff ist eine von ihnen.

Eine noch nicht erwähnte Differenz zwischen pflanzlichen Peroxydasen und dem Blutfarbstoff scheint darin zu liegen, daß der Blutfarbstoff als O_2Hb, also mit zweiwertigem Eisen wirksam ist, während die pflanzlichen Peroxydasen dreiwertiges Eisen besitzen (*561*). Sie sind daher sehr cyanidempfindlich. Wenn man O_2Hb vor dem Peroxydaseversuch mit KCN versetzt, wird seine Aktivität nicht oder nur unwesentlich vermindert; die von Hämiglobin wird unter den gleichen Bedingungen stark gehemmt (*56*). Auch diese Differenz ist nur eine scheinbare. Es konnte bereits 1950 in eigenen Versuchen nachgewiesen werden, daß es nur darauf ankommt, die H_2O_2-Konzentration auf die Größenordnung der KCN-Konzentration herabzusetzen, daß auch bei O_2Hb eine Hemmung durch Kaliumcyanid erscheint. Eine solche ist aber nur dann denkbar, wenn das Eisen im Augenblick der Aktion als Peroxydase dreiwertig ist; d. h. es muß der peroxydatischen Reaktion eine andere voraufgehen, in der das Eisen von der zweiwertigen in die dreiwertige übergeführt wird. In Abb. 29 sind einige neuere Versuchsabläufe hierzu dargestellt.

Für die Versuche wurde ein möglichst einfaches System gewählt: Im Ansatz befand sich Benzidin in Acetatpuffer und H_2O_2. Das Gemisch ist stabil und nicht autoxydabel. Im Fall der KCN-Versuche wurde KCN dem Ansatz hinzugefügt und seine Alkalität trotz der starken Pufferung des Systems in den Kontrollversuchen ohne KCN durch Natronlauge ausgeglichen. Die Reaktion wurde durch Zugabe des Blutfarbstoffes ausgelöst. Das häufig geübte Vorgehen, das Ferment vorher in den Ansatz zu bringen und mit dem Peroxyd auszulösen, erscheint im Falle des Blutfarbstoffes nicht unbedenklich, da dieser sich bei dem notwendigen p_H von etwa 4,5 in der Zwischenzeit verändern, insbesondere spontan oxydieren könnte. Der Blutfarbstoff war an Aluminiumhydroxyd gereinigt und gegen destilliertes Wasser im Eisschrank dialysiert worden. Hämiglobin wurde aus Oxyhämoglobin durch Kaliumferricyanid hergestellt, an Aluminiumhydroxyd gereinigt und dialysiert. COHb wurde aus gereinigtem O_2Hb dadurch erhalten, daß die für den Versuch notwendigen hohen Verdünnungen mit CO-gesättigtem Wasser vorgenommen wurden. Der Reaktionsablauf wurde durch elektrophotometrische Messung des Anstiegs der blauen Färbung im Ablauf der Zeit bei Filter OG 3 registriert.

Abb. 29 zeigt folgendes: 1. Hämiglobin besitzt von allen drei Zustandsformen des Blutfarbstoffes die höchste Aktivität. Das stimmt mit älteren eigenen Befunden und mit denen von JAYLE und von HOSOYA überein. 2. KCN setzt bei der höheren H_2O_2-Konzentration die Aktivität bei allen Zustandsformen rund auf die Hälfte herab, bei der niedrigeren H_2O_2-Konzentration auf rund $^1/_5$, d. h. die KCN-Hemmung nimmt mit fallender Peroxydkonzentration zu, und zwar nicht nur bei Hämiglobin, sondern auch bei O_2Hb und COHb. Das ist nur zu erklären, wenn auch diese beiden Derivate in der Reaktion dreiwertig sind. 3. COHb zeigt bei beiden H_2O_2-Konzentrationen erst eine gewisse Anlaufzeit, ehe die Reaktion voll einsetzt. Bei O_2Hb deutet sich eine solche Anlaufzeit bei der niedrigeren H_2O_2-Konzentration ebenfalls an.

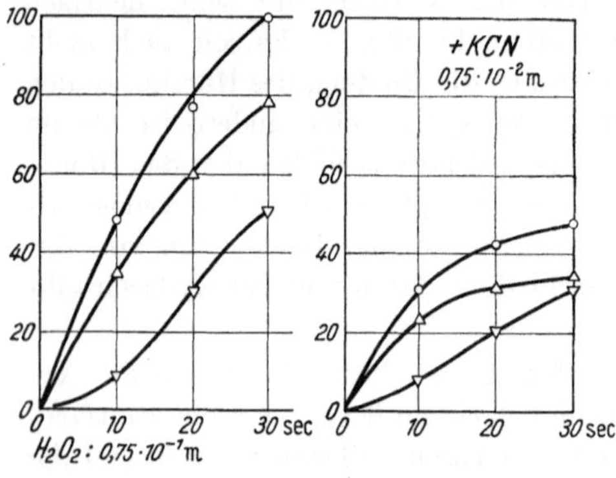

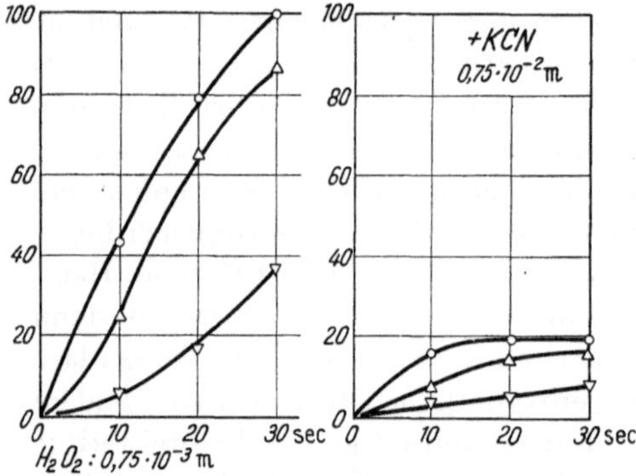

Abb. 29. Peroxydatische Aktivität von Erwachsenenblutfarbstoff, gemessen an der Bildung von Benzidin-Blau, und ihre Hemmung durch Kaliumcyanid bei 2 verschiedenen Konzentrationen von H_2O_2 (oben $0,75 \cdot 10^{-1}$, unten $0,75 \cdot 10^{-3}$ Mol/l). ○ = Hämiglobin, △ = O_2Hb, ▽ = COHb. Oben wie unten ist die bei 30 sec von Hämiglobin erreichte Blaubildung = 100 gesetzt; darauf sind alle anderen Werte bezogen. Blutfarbstoff, oben = $0,36 \cdot 10^{-7}$ Mol/l, unten = $0,6 \cdot 10^{-6}$ Mol/l, Benzidin = $0,455 \cdot 10^{-2}$ Mol/l. Acetatpuffer 0,43 m, pH 4,5. Temp. 22°.

Dieses letztere Phänomen der Anlaufzeiten bei COHb und O_2Hb wurde noch einmal eingehender untersucht. Abb. 30 zeigt die Verhältnisse bei fetalem und bleibendem Hb bei drei H_2O_2-Konzentrationen, die sich wie 400:20:1 verhalten. Da mit fallender H_2O_2-Konzentration die Blutfarbstoffkonzentrationen gesteigert werden mußten, um noch gut meßbare Ausschläge zu bekommen, ist die Peroxydkonzentration in bezug auf die Blutfarbstoffkonzentration noch wesentlich gröber abgestuft: Auf 1 Mol Blutfarbstoff entfallen 4000000 bzw. 30000 bzw. 85 Mole H_2O_2. Während sich bei Hämiglobin die Reaktionsweise dadurch praktisch nicht ändert, ist bei Oxyhämoglobin bei der mittleren Peroxydkonzentration bereits eine Anlaufzeit angedeutet; bei der

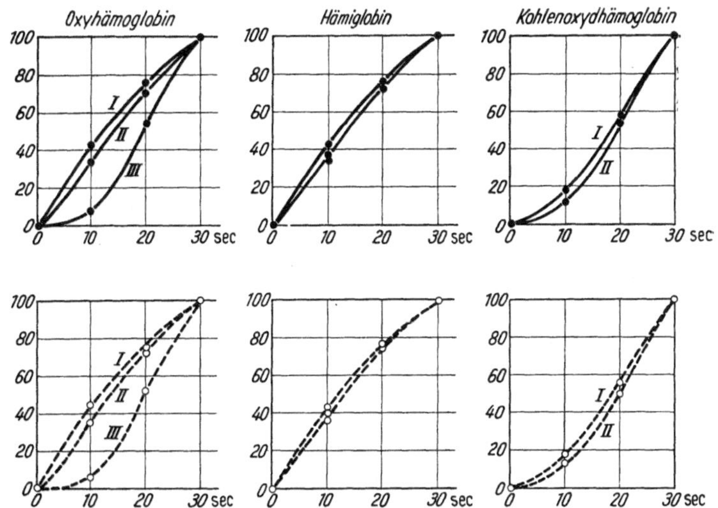

Abb. 30. Ablauf der Blaubildung im Peroxydaseansatz bei Nabelschnurblutfarbstoff (oben) und Erwachsenenblutfarbstoff (unten) in 3 verschiedenen Zustandsformen und bei 3 verschiedenen H_2O_2-Konzentrationen. Der jeweils bei 30 sec erreichte Wert ist als 100 gesetzt und die Werte von 10 sec und 20 sec darauf bezogen. H_2O_2-Konzentration: I = $1{,}10^{-1}$ Mol/l, II = $0{,}5 \cdot 10^{-2}$ Mol/l, III = $0{,}25 \cdot 10^{-3}$ Mol/l. Blutfarbstoffkonzentration: I = $0{,}247 \cdot 10^{-7}$ Mol/l, II = $1{,}65 \cdot 10^{-7}$ Mol/l, III = $0{,}297 \cdot 10^{-5}$ Mol/l. Acetatpuffer 0,43 m, pH 4,5. Temp. 22°.

niedrigen ist sie recht klar ausgeprägt. Bei COHb wurden nur die beiden ersten Konzentrationen geprüft, sie zeigen beide eine deutliche Anlaufzeit.

Es läßt sich daraus folgern, daß bei O_2Hb wie bei COHb erst irgend etwas überwunden werden muß, damit die peroxydatische Wirkung sich voll entfalten kann. Bei O_2Hb ist dies Hindernis mit hohen H_2O_2-Konzentrationen rasch zu beseitigen, bei COHb wesentlich schwerer. Es ist eigentlich keine andere Erklärung möglich, als daß das reversibel gebundene Gas selbst das Hindernis darstellt, und daß sich die Größe des Hindernisses nach der Dissoziationsneigung des Gases regelt. Man darf in diesen Ergebnissen eine Bestätigung für die aus der KCN-Wirkung gezogene Folgerung erblicken, daß die eigentlich *als Peroxydase wirksame Zustandsform des Blutfarbstoffes das Hämiglobin ist.*

Diese Befunde leuchten auch theoretisch ein. Die pflanzlichen Peroxydasen haben große Ähnlichkeiten mit dem Hämiglobin (*561*). Grundlage einer Peroxydasereaktion ist außerdem die Verbindung des

Fermentmoleküls mit H_2O_2 (*100*). Die Verbindung Blutfarbstoff—H_2O_2, die einen wohldefinierten Körper darstellt, enthält nach den Untersuchungen von KEILIN und HARTREE (*293*) dreiwertiges Eisen, und das auch dann, wenn man sie aus einer Reaktion von H_2O_2 mit O_2Hb entstehen läßt. Das Hydroperoxyd-Hämiglobin dürfte die gleiche Rolle für die Peroxydasereaktion spielen wie die Verbindung II der pflanzlichen Peroxydase mit Peroxyd, die vor allem durch die Untersuchungen von CHANCE näher bekannt wurde (*99—103*). H_2O_2 muß demnach komplex gebundenes O_2 oder CO erst „verdrängen", wenn diese Verbindung zustande kommen soll, womit sich eine Überlegung bestätigt, die bereits 1927 von KUHN und BRANN angestellt wurde. POLONOWSKI und Mitarb. fanden allerdings, daß bei Kontrolle des Vorgangs in der WARBURG-Apparatur nur wenig O_2 frei wurde, bei weitem nicht die Menge, die zu erwarten war, wenn O_2Hb in der Reaktion mit H_2O_2 sein O_2 abgäbe. Hier sind also noch Unstimmigkeiten zu klären.

Zur KCN-Wirkung ist noch nachzutragen, daß die eingangs erwähnte quantitative Hemmung der Aktivität des Hämiglobin im Mol-Verhältnis 4:1 sich nur dann nachweisen läßt, wenn Hämiglobin vor dem Versuch mit KCN versetzt wurde, so daß es also als Cyanhämiglobin in den Ansatz gebracht wird. Befindet es sich neben H_2O_2 im Ansatz, dann kann es nur in dem Maße die Wirkung blockieren, in dem H_2O_2 ihm die Gelegenheit läßt, mit einem Hämiglobinmolekül in Reaktion zu treten. Die Affinität des H_2O_2 zu Hämiglobin dürfte recht hoch sein. Auch wenn man Cyanhämiglobin in den Ansatz bringt, ist die völlige Hemmwirkung des KCN nur anfangs vorhanden; nach 20 sec beginnt bereits eine deutliche Zunahme der Aktivität bemerkbar zu werden, was bedeutet, daß es H_2O_2 gelingt, das Cyanid wenigstens teilweise vom Eisen zu verdrängen. Die erörterten Gegebenheiten bedeuten, daß man die Versuchsbedingungen sehr genau studieren muß, ehe man eine KCN-Wirkung beurteilen kann. Verschiedene Versuchsanordnungen können ganz verschiedene Resultate ergeben, wie der Vergleich eigener Befunde mit denen von HOSOYA zeigte. — Von Interesse ist, daß nach eigenen Untersuchungen Cyanid die unspezifische peroxydatische Wirkung von Hämin nicht blockiert; es steigert sie im Gegenteil, möglicherweise auf Grund einer Parahämatinbildung (*56*).

Wie aus Abb. 30 hervorgeht, verhält sich Nabelschnurhämoglobin in bezug auf die erörterten Gesetzmäßigkeiten qualitativ völlig gleich wie Erwachsenenhämoglobin. In quantitativer Hinsicht bestehen jedoch deutliche Differenzen. Abb. 31 zeigt die absoluten Werte der im Ansatz nach 10, 20 und 30 sec erreichten Blaufärbung, ausgedrückt als Extinktionen bei OG 3 bei drei verschiedenen p_H-Werten. Es geht daraus hervor, daß bei allen drei untersuchten Hb-Derivaten die *Aktivität bei Nabelschnur-Hb höher ist als bei Erwachsenen-Hb.* Die Lage der Meßpunkte für die verschiedenen p_H-Bereiche legt außerdem nahe, daß fetales Hb ein anderes p_H-Optimum hat als Erwachsenen-Hb. Während das des letzteren etwa bei p_H 4,5 liegen dürfte, liegt das des fetalen Hb offensichtlich weiter zum sauren Bereich, etwa bei p_H 4,2—4,3, wenn wir das Hämiglobin zum Maßstab nehmen. Es fällt weiter auf, daß der Gipfel des p_H-Optimums bei diesen gereinigten Hämoglobinpräparaten wesentlich flacher ist, als er sich 1950 bei einfachen Hämolysaten dargestellt hatte (*56*). Die Lage und Ausbildung des p_H-Optimums einer Peroxydase ist bekanntlich sehr von den Versuchsbedingungen abhängig (*100*). Ein Vergleich der Aktivität zwischen beiden Blutfarbstoffen muß diese verschiedene Lage des p_H-Optimums berücksichtigen. Für Hämiglobin ergibt sich nach der Abb. 31 ein Verhältnis von 100:128 (Reaktion nach 30 sec). Ein anderer Versuch ergab einen Wert von 100:120. Es wurde schon 1950 festgestellt, daß ein konstantes Verhältnis zwischen beiden Blutfarbstoffarten deswegen nicht zu erwarten ist, weil die Zumengung von bleibendem Hb zu Nabelschnur-Hb differiert. Die dem fetalen Hb an sich eigentümliche peroxydatische Aktivität dürfte noch um etwa 20% höher liegen, als sich aus den Versuchen ergibt.

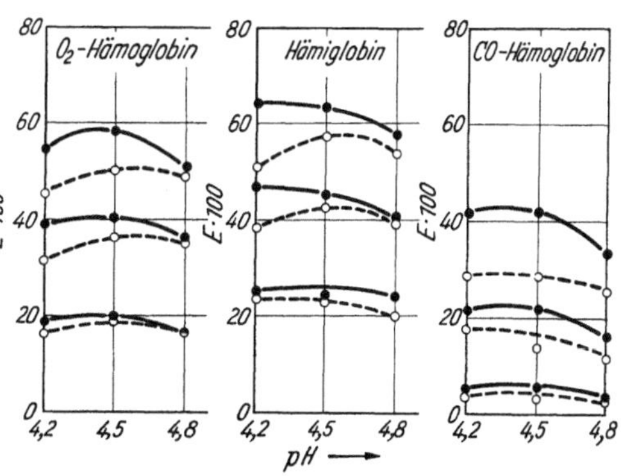

Abb. 31. Peroxydatische Aktivität von Nabelschnur-Hb (–•—•–) und Erwachsenen-Hb (-o---o-), ausgedrückt als Extinktion von Benzidin-Blau bei Filter OG 3. Von den übereinanderliegenden 3 Kurvenpaaren für jedes Blutfarbstoffderivat stellt das untere die bei 10 sec, das mittlere die bei 20 sec, das obere die bei 30 sec erreichte Blaubildung dar. Blutfarbstoff = 1,645 · 10^{-7} Mol/l, H_2O_2 = 0,5 · 10^{-2} Mol/l, Benzidin = 0,455 · 10^{-2} Mol/l. Acetatpuffer 0,43 m, pH 4,2, 4,5, 4,8. Temp. 22°.

Die höhere Aktivität des fetalen Hämiglobin liegt an seinem andersartigen Globin. Die aus beiden Blutfarbstoffarten durch HCl-Zusatz hergestellten salzsauren Hämatine erwiesen sich als identisch in ihrer Wirksamkeit. Es differiert also die durch das Eiweiß bedingte Steigerung der unspezifischen Aktivität des Hämins. Differenzen der peroxydatischen Aktivität des Blutfarbstoffes verschiedener Tiere waren bereits 1923 von Willstätter und Pollinger festgestellt und ebenso auf die differenten Globine zurückgeführt worden.

Obwohl nicht daran zu zweifeln ist, daß der Blutfarbstoff die Eigenschaften einer Peroxydase hat, läßt sich nicht sagen, ob er als solcher eine funktionelle Bedeutung besitzt, und damit auch nicht, was die höhere peroxydatische Aktivität des fetalen Hb bedeutet. Es ist bereits die funktionelle Bedeutung der Peroxydasen an sich zu wenig aufgeklärt (*190*). Am intensivsten ist das Problem von Polonowski und Jayle bearbeitet worden, die von einer funktionellen Aufgabe des Blutfarbstoffes als Peroxydase überzeugt sind. Es wurde dabei entdeckt, daß ein Plasmabestandteil — als Haptoglobin bezeichnet — die Aktivität des roten Blutfarbstoffes noch weiter komplettiert. Doch tritt dieser Effekt offensichtlich nur in der Versuchsanordnung der französischen Autoren hervor

— sie enthält neben dem Blutfarbstoff und dem Peroxyd Ascorbinsäure und HJ im Ansatz; gemessen wird die Abnahme der Ascorbinsäure —, denn eigene orientierende Versuche haben mit der einfachen Benzidinmethodik nichts Entsprechendes ergeben. Die vergleichsweise sehr geringe peroxydatische Aktivität des roten Blutfarbstoffes würde einer funktionellen Bedeutung nicht widersprechen, da der Blutfarbstoff im Körper in großer Menge zur Verfügung steht. Klinische Untersuchungen haben gezeigt, daß das Haptoglobin — ein Glykoproteid — sich bei Krankheitszuständen vermehrt und eine ähnliche diagnostische Bedeutung besitzt wie etwa die Blutsenkungsgeschwindigkeit (*270*, *413*).

D. Physiologische und klinische Fragestellungen.

I. Vorkommen des fetalen Hb und der Fraktionen des Erwachsenenblutes.

Die erste Bearbeitung der Frage durch BISCHOFF enthält praktisch bereits alle wesentlichen Daten über das Vorkommen des fetalen Hb in der Säuglingszeit, wenn man sich aus den Angaben der „Zersetzungszeit" die jeweilige Menge an fetalem Hb rekonstruiert (*74*). Doch hat der Vorgang des Austausches von fetalem und bleibendem Hb ein solches Interesse erweckt, daß sich noch eine ganze Anzahl Untersucher mit Hilfe der Alkalidenaturierung mit der Frage beschäftigten (*275*, *306*, *529*, *555*, *562*). Daneben wurden übereiinstmmende Resultate mit Salzfällungsmethoden erreicht (*457*). Über die Ergebnisse soll zusammenfassend an Hand einer Darstellung berichtet werden, die nach 230 Werten meiner Mitarbeiter KLEINKNECHT, MELCOP, KAPP-SCHWOERER und GREINACHER zusammengestellt ist (Abb. 32).

Bei der Geburt findet sich im Blut ausgetragener Kinder im Durchschnitt ein Betrag von 70—80% an fetalem Hb (*218*, *417*, *562*). Der Betrag variiert, Werte bis 60% und noch darunter kommen vor, sie übersteigen selten 85%. Der folgende Abfall ist zwischen der 3. und 14. Woche annähernd geradlinig mit einer Steilheit, die etwa die einer Elimination von fetalem Blutfarbstoff in Höhe von 5% des Gesamtfarbstoffes pro Woche entspricht. Die Elimination läuft nach der Geburt etwas verzögert an, jenseits der 14. Woche klingt der Vorgang asymptotisch aus. Die niederen Werte nach dem 3. Monat sind nur mit Fällungsmethoden sicher zu erfassen, wobei Werte unter 2% nicht mehr als positiver Befund von fetalem Hb angesehen werden können (s. S. 49). Noch exakter dürfte die Bestimmung nach serologischer Methodik sein (S. 53). Über einem Alter von 5 Monaten wird fetaler Blutfarbstoff nur noch bei einem Teil der Kinder gefunden. Nach CHERNOFF und SINGER (*107*) hatten im zweiten Lebenshalbjahr noch 19 von 25 Kindern fetales Hb in Mengen von 2,7—27% des Gesamtfarbstoffes. Nach dem

30. Monat wurde nur noch ganz vereinzelt einmal ein positiver Befund erhoben. Hier muß allerdings bemerkt werden, daß ROCHE mit der Fraktionierung durch Löslichkeitskurven (s. S. 34) während des ganzen Erwachsenenalters noch fetalen Blutfarbstoff (Fraktionen f_1 und f_2) in einer Gesamtmenge bis zu 10% findet. Dagegen stimmt die serologische Prüfung nach CHERNOFF (s. S. 53) mit den Ergebnissen der Alkalidenaturierung überein. Bei Frühgeborenen ist der Prozentsatz an fetalem Hb bei der Geburt deutlich höher, er liegt etwa bei 80—90%. Auch hier ist eine gewisse Verzögerung zu sehen, bis der eigentliche Abbau

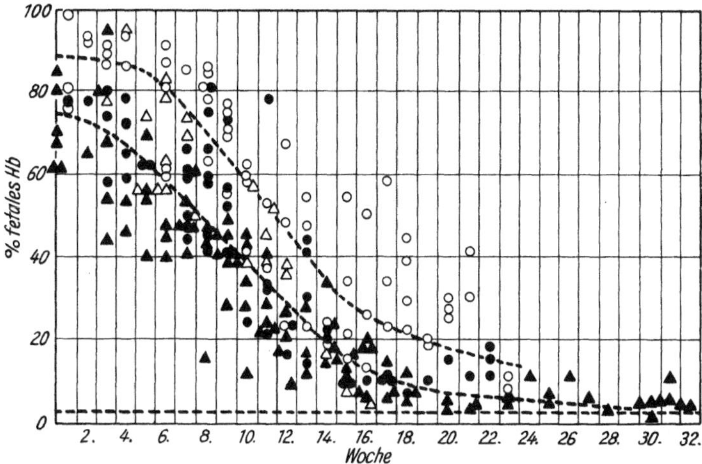

Abb. 32. Gehalt des Blutfarbstoffes an fetalem Hb von der Geburt bis zum Alter von 8 Monaten. ● ▲ = ausgetragene Kinder, ○ △ = Frühgeburten. Kreise: Ermittlung mit optischer Methode, Dreiecke: Ermittlung mit Fällungsmethode. Die punktierten Linien geben die Mittelwerte für Ausgetragene (unten) und Frühgeburten (oben) wieder. — Zusammengestellt nach Ergebnissen von KLEINKNECHT, MELCOP, KAPP-SCHWOERER, GREINACHER.

beginnt, sie dauert etwa 4—5 Wochen an. Dann vollzieht sich die Eliminierung des fetalen Hb etwa in der gleichen Geschwindigkeit wie bei ausgetragenen Säuglingen. Entsprechend dem höheren Ausgangswert und der längeren Verzögerung wird dieser Prozeß aber später beendigt als bei ausgetragenen Kindern. Die Werte streuen bei den Frühgeburten mit fortschreitendem Alter mehr als bei Ausgetragenen. Im Alter von 5 Monaten haben die meisten Frühgeborenen noch beträchtliche Mengen an fetalem Hb, im Alter von 6 Monaten sind durchschnittlich noch rund 10% vorhanden.

Eine durch die Mittelwerte in der Zeit zwischen 4.—12. Woche gelegte Gerade schneidet die Zeitachse bei den ausgetragenen Kindern bei 17 Wochen. Die Dauer von 17 Wochen oder 119 Tagen entspricht etwa der Lebensdauer der Erythrocyten, wie sie sich auch in der ASHBY-Technik manifestiert. Danach wäre die einfachste Annahme, daß vom Zeitpunkt der Geburt an nur noch bleibendes Hb gebildet wird und die mit fetalem Hb beladenen Erythrocyten im Zuge der üblichen Blutmauserung eliminiert werden. Gegen diese einfache Annahme sprechen 2 Argumente: 1. Die Eliminationskurve erreicht ihre eigentliche Steilheit erst nach einer gewissen Anlaufzeit, 2. in den ersten 3 Lebensmonaten ist die Blutmauserung erhöht (*320*), so daß eine verkürzte Lebensdauer zu erwarten wäre. Man muß also annehmen, daß noch postfetal etwas fetales Hämoglobin gebildet wird. Das gilt besonders für Frühgeborene, bei denen die anfängliche Verzögerung bis zum Einbiegen in den raschen Abfall noch deutlicher ist. Die jenseits von 5 Monaten gefundenen Mengen an fetalem Hb können nicht anders als durch postfetale Bildung erklärt werden (*107*).

Die zeitliche Verschiebung der Abbaulinien des fetalen Blutfarbstoffes bei Frühgeborenen gegenüber ausgetragenen Kindern hatte BISCHOFF zu der Annahme geführt, daß Frühgeborene um die Zeit später mit dem Abbau beginnen, um die sie zu früh auf die Welt gekommen sind (*74*). Einen ähnlichen Standpunkt nahm JONXIS ein (*275*, *277*). Das läßt sich sicher so nicht halten, wie bereits ein Blick auf Abb. 33 lehrt. Andererseits dürfte aber auch die Auffassung von ZEISEL zu einseitig sein, daß Frühgeborene und Ausgetragene in gleicher Weise und ohne Verzögerung ihr fetales Hb eliminieren, und daß Frühgeborene nur deshalb etwas nachkommen, weil sie bei der Geburt etwas mehr fetales Hb besitzen. Dieses Mehr beträgt im Durchschnitt 10% (8,5% nach ZEISELs Befunden); das würde nach Maßgabe der durchschnittlichen Abbaugeschwindigkeit eine Differenz von 2 Wochen ergeben. Die tatsächliche Differenz der Abbaulinien ist aber im Mittel größer, etwa 4 Wochen. Wie KLEINKNECHT bereits andeutete, dürfte der wirkliche Sachverhalt zwischen beiden Extremen liegen.

Die Eliminationskurve resultiert aus zwei Vorgängen: 1. dem Abbau des fetalen Hb, 2. einer Neuproduktion von fetalem Hb. Wenn man nicht annehmen will, daß ein spezifischer aktiver Abbau von fetalem Hb stattfindet — wofür vorerst kein Anhalt besteht —, kann eine von der Geburt an geradlinig einsetzende Elimination von fetalem Hb nur dadurch zustandekommen, daß ohne Übergang die Produktion von fetalem Hb sistiert. Das ist nicht sehr wahrscheinlich. Man kann zwar nicht ohne weiteres die embryonale extramedulläre Blutbildung und die Produktion von fetalem Hb gleichsetzen, aber es ist doch interessant, daß nach autoptischen Befunden von LANGLEY die Leberhämatopoese bei Frühgeborenen zum Zeitpunkt der Geburt durchschnittlich 3—5 mal so hoch war wie bei ausgetragenen Kindern. Dieser Befund war von dem Grad der Unreife unabhängig, so daß der Abfall der Leberhämatopoese auf den Stand der ausgetragenen Kinder in die letzten 2—3 Wochen vor der Geburt gelegt werden mußte. Nach der Geburt stieg bei Frühgeburten wie Ausgetragenen die Leberhämatopoese eher wieder etwas an, um dann vom 3. Tag an abzufallen. Bei Ausgetragenen war sie nach 8 Tagen verschwunden, bei Frühgeborenen nach 18—38 Tagen. Auch die Topographie der embryonalen Blutbildung wird also nicht schlagartig mit der Geburt geändert und wird bei Frühgeborenen länger beibehalten als bei Ausgetragenen.

Es sei jedoch nicht übersehen, daß für die Zeit der Neugeborenenperiode kürzlich DRESCHER und KÜNZER Befunde veröffentlicht haben, nach denen gerade in den ersten Lebenstagen ein nicht unbeträchtlicher Abfall des fetalen Hb stattfindet, den sie als bevorzugte Elimination von fetalem Hb deuten. Ihnen stehen andere Befunde von DELORY und Mitarbeitern entgegen, die neben raschem Absinken auch Gleichbleiben und sogar Anstieg sahen (*130*). Abgesehen davon, daß die individuellen Schwankungen beträchtlich sind, lassen sich beide Arbeiten methodisch nicht vergleichen. Beide sind mit optischer Methode durchgeführt, doch extrapolieren DELORY und Mitarbeiter den ersten Teil der fetalen „Geraden" nach Null, DRESCHER und KÜNZER den etwas flacheren zweiten Teil. Eine weitere Bearbeitung wäre also wichtig.

Für die Zeit *vor der Geburt* existieren begreiflicherweise wesentlich weniger Untersuchungen. Hier ist vor allem von Interesse, wann zuerst das Hb vom Typ des Erwachsenen auftritt. BEAVEN und Mitarb. fanden elektrophoretisch bei zwei 20 Wochen alten Früchten 6,5 und 6,9% Hb vom Erwachsenentyp (*47*), ROCHE und Mitarb. mit der Salzfällung bei einem 5 Monate alten Fetus 10%, bei weiteren 3 Feten von $6^1/_2$, 7 und 8 Monaten jeweils etwa 20% Erwachsenen-Hb (*457*). Der bei der Geburt angetroffene Bestand an Erwachsenen-Hb ist danach schon einige Monate lang vorher vorhanden. Besser ist zu sagen: Der bei der Geburt von Frühgeborenen angetroffene Bestand. Denn zwischen diesen und ausgetragenen Kindern besteht eine eindeutige Differenz, so daß anzunehmen ist, daß schon kurz vor dem Ende der normalen Schwangerschaft eine Zunahme des bleibenden Hb einsetzt. Das stimmt auffällig mit dem Zeitpunkt der Reduktion der Leberhämatopoese überein, wie sie von LANGLEY beschrieben wurde.

Untersuchungen an noch jüngeren Feten sind erst in jüngster Zeit von KÜNZER und DRESCHER durchgeführt worden (*327*). Soweit die noch nicht abgeschlossenen Arbeiten erkennen lassen, scheint bei 3—4 Monate alten Feten neben fetalem Hb vorzugsweise ein bisher unbekanntes Hämoglobin zu existieren, das in seiner Alkaliempfindlichkeit zwischen dem bleibenden und dem bislang als fetal bezeichneten Hb liegt. Dieses Ergebnis ist von größtem Interesse: läßt es doch den Schluß zu, daß jeder der drei erythropoetischen Phasen in der Embryonalentwicklung — der mesenchymalen, der hepatischen, der myeloischen — ein charakteristischer Blutfarbstoff zugehört. Was hier als Möglichkeit für die *Phasen* der Blutbildung angedeutet wird, gilt sicher nicht für die bloße *Topographie* der Blutbildung. Es existiert beispielsweise keine Unterlage dafür, daß etwa eine extramedulläre Blutbildung beim Erwachsenen mit der Produktion von fetalem Hb verknüpft wäre (*453*).

Andererseits gibt es Patienten mit COOLEY-Anämie, die fast nur fetales Hb in ihrem Blut haben und doch eine enorme Knochenmarkserythropoese aufweisen.

Es war schon im allgemeinen Teil dargelegt worden, daß die *Hämoglobinfraktionen*, die im Erwachsenenblut durch Alkalidenaturierung, durch Salzfällung oder durch sonstige Fraktionierungsmethoden dargestellt werden, keine eindeutig definierten Hb-Typen sein können. Die etwas alkaliresistentere Fraktion stellt etwa 10—30% des Erwachsenen-Hb dar (*57*, *86*, *306*). Sie ist aber auch bei Säuglingen durch entsprechende mathematische Analyse aufzufinden und schon bei der Geburt vorhanden (*57*). Von 5% des Gesamtfarbstoffes bei der Geburt steigt ihr Prozentsatz mit der Eliminierung des fetalen Hb langsam auf die Werte bei Erwachsenen (*306*). Bei den nach ROCHE durch Löslichkeitskurven ermittelten Fraktionen des Erwachsenen-Hb (s. S. 34) stellt a_1 die Hauptmenge, a_2 einen kleineren Anteil dar, während die Fraktion 0 nur gelegentlich nachgewiesen wurde (*453*). Unter den entsprechenden Fraktionen des fetalen Blutfarbstoffes ist im Neugeborenenblut vor allem f_1 vorhanden, während f_2 und f_3 nur einen geringen Prozentsatz ausmachen.

II. Die physiologische Bedeutung des fetalen Hb für den Fetus.

Schon Ende des 18. Jahrhunderts wurde beobachtet, daß die Nabelvene bei Tierfeten hellrot ist, die Nabelarterien dunkelrotes Blut führen. Die erste systematische Untersuchung des Gasaustausches in der Placenta führte 1876 ZWEIFEL durch, mit einer Operationsmethode, die die Grundlage für alle späteren Untersuchungen abgab. Die folgenden Untersucher — ZUNTZ, COHNSTEIN und ZUNTZ und später HUGGETT — interessierte vor allem die Frage, wie das Blut des Fetus oxygeniert werde, durch einfache Diffusion des O_2 oder durch Sekretion des O_2 in das Fetalblut hinein. Die Frage wurde im Sinne der Diffusion entschieden. Erst HASELHORST und STROMBERGER stellten fest, daß als begünstigender Faktor für die Sauerstoffdiffusion von der Mutter zum Kind eine höhere Sauerstoffaffinität des fetalen Blutes hinzukommt. Die weitere Entwicklung ist auf S. 56 skizziert.

Es ist nun eine erstaunliche Tatsache, daß, obwohl das menschliche fetale *Blut* wie bei allen bisher untersuchten Species eine höhere Sauerstoffaffinität hat als das mütterliche, das menschliche fetale *Hämoglobin* im Gegenteil eine etwas geringere Affinität besitzt und sich damit vom Blutfarbstoff aller bisher untersuchten Tiere unterscheidet. Wenn man nicht mit HAUROWITZ eine grundsätzliche Änderung des Verhaltens durch die Packung der Hämoglobinmoleküle im Erythrocyten annehmen will, dann bleibt nur die von ROUGHTON angedeutete Alternative, daß die höhere Affinität des Erwachsenen-Hb durch andere, neben dem Hb im Erythrocyten vorhandene Faktoren sekundär herabgedrückt wird. Es ist bemerkenswert, daß während der Gravidität die O_2-Dissoziationskurve des mütterlichen Blutes durch Senkung der Alkalireserve mit dem Mechanismus des BOHR-Effektes noch weiter nach rechts verlagert wird, so daß auf diese Weise das Gefälle vom mütterlichen zum fetalen Blut weiter zunimmt (*36*, *349*).

Für eine einwandfreie O_2-Versorgung des Fetus sind also alle Voraussetzungen getroffen. Die an sich niedrigere O_2-Affinität des fetalen Hb ist durch Vorgänge am mütterlichen Blut überkompensiert und in das Gegenteil verkehrt. Es ist schwer, an dieser Stelle die teleologische Frage zu unterdrücken, wozu dann überhaupt ein besonderes fetales Hb nützlich sein soll, wenn erst komplizierte Mechanismen am mütterlichen Blut eingreifen müssen, um die O_2-Versorgung des Fetus zu gewährleisten. Wenn man überhaupt einen Sinn in der Existenz eines andersartigen Hämoglobin suchen will, dann dürfte er nach allem an der Stelle der O_2-Aufnahme nicht zu finden sein.Wie steht es mit der O_2-Abgabe in den Körpergeweben des Fetus?

Über die Vorgänge, die mit dem Gasstoffwechsel des Fetus verknüpft sind, haben uns vor allem die Arbeiten aus dem Arbeitskreis von BARCROFT orientiert; sie sind in der vor wenigen Jahren erschienenen Monographie "Researches on pre-natal life" in bewunderungswürdiger Übersicht abgehandelt. Ich darf daher in Kürze zweierlei referieren:

1. Die Sauerstoffversorgung des Fetus ist über $^2/_3$ bis $^3/_4$ der Schwangerschaftsdauer gut. Gegen Ende der Gravidität nimmt aber im Hinblick auf den O_2-Verbrauch des immer größer werdenden Fetus die Diffusionsleistung in der Placenta ab, so daß jetzt die — häufig fälschlicherweise für das gesamte Fetalleben angenommene — Situation des Bewohners großer Höhen entsteht. Diese Situation wird kompensiert durch eine Vermehrung des zirkulierenden Hb, d. h. also der Sauerstoffkapazität im Fetalkreislauf. Trotzdem sinkt die zur Verfügung stehende Menge Sauerstoff langsam ab, so daß zuletzt die Geburt sozusagen den einzigen Ausweg gegenüber der Gefahr des Todes durch Anoxämie darstellt. Das ist auch klinisch an Kindsschädigung durch Übertragung zu erhärten (*70*, *351*, *383*, *474*, *535*).

Die ersten von HASELHORST und STROMBERGER mitgeteilten Daten über Sauerstoffsättigung des Blutes in den Nabelschnurgefäßen reifer menschlicher Feten (18% Sättigung in der Nabelvene!) waren ganz sicher zu niedrig. Die in der zweiten Mitteilung (1931) enthaltenen Werte von durchschnittlich 45% Sättigung für die Nabelvene, 11% Sättigung für die Nabelarterien nähern sich den nach den experimentellen Untersuchungen anzunehmenden Werten, erscheinen aber immer noch recht knapp. In den neuesten, von WALKER und TURNBULL durchgeführten Untersuchungen finden sich bei Kaiserschnittentbindungen der 38.—40. Schwangerschaftswoche Sättigungswerte von 50 bis über 60% in der Nabelvene und Werte von meist 20—30% in den Nabelarterien. Bei übertragenen Schwangerschaften lagen die Sättigungswerte in beiden Gefäßen wesentlich tiefer.

2. Der Sauerstoffverbrauch des Fetus ist pro Kilogramm Körpergewicht gerechnet im Gegensatz zu früheren Ansichten nicht niedriger als der eines erwachsenen Organismus in Ruhe. In den ersten zwei Dritteln der Entwicklung ist er bis zu einem Vielfachen höher; er sinkt erst im letzten Drittel auf den des erwachsenen Organismus ab [s. hierzu auch die Untersuchungen über die Empfindlichkeit junger Embryonen gegenüber kurzdauernder Anoxämie aus der Schule Büchners (*94*, *95*)]. Den Befunden der Atmungsintensität gehen die Cytochrom c-Werte im Fetalleben parallel, wie Opitz und Sammlert zeigten.

Die Regelung der Sauerstoffabgabe im Gewebe ist also im Hinblick auf dessen großen Bedarf von zentraler Bedeutung. Um nun den Faden der teleologischen Betrachtung fortzuspinnen: Könnten hier die Eigenschaften des fetalen Hb sinnvoll sein? Man ist geneigt, ja zu sagen, denn die geringere Sauerstoffaffinität würde leichtere O_2-Abgabe bedeuten. Dabei käme man aber gleichzeitig zu dem merkwürdigen Ergebnis, daß nur das menschliche fetale Hb vor allen anderen bisher untersuchten fetalen Blutfarbstoffarten diesen für die O_2-Abgabe so wertvollen Vorteil besitzt, denn die anderen haben ja eine vergleichsweise höhere Affinität, also erschwerte Abgabe.

Damit wäre auch diese Interpretation eines Sinnes des fetalen Hb erledigt, wenn nicht eine wesentliche Tatsache übersehen worden wäre: Für die O_2-Abgabe im Gewebe gilt die von der Sauerstoffdissoziationskurve abgeleitete Vorstellung von der O_2-Affinität nicht. Sie gilt nur bei dem Zusammentreffen mit einem gleichartigen System, also z. B. bei dem Zusammentreffen von Blutfarbstoff mit Muskelfarbstoff. In diesen Fällen handelt es sich beiderseits um eine *reversible Gasbindung*; die jeweilige O_2-Sättigung der beiden sich gegenüberstehenden Farbstoffe regelt sich nach Maßgabe der jeweiligen Einstellung ihres Gleichgewichts zwischen Dissoziation und Assoziation, das durch die Dissoziationskurve repräsentiert wird. Im Gewebe aber geschieht etwas völlig anderes. Hier trifft das O_2Hb auf die Kette der *reversiblen Oxydations-Reduktionssysteme*, die mit den Cytochromen ihren Anfang nimmt (*190*). Das unmittelbare Gegenüber des O_2Hb ist die Cytochromoxydase (das Atmungsferment von Warburg). Durch sie wird der molekulare — inaktive — Sauerstoff des O_2Hb kurz gesagt in einen Wasserstoff-Acceptor, also in Oxydationsäquivalente umgewandelt. Das heißt aber, daß aus dem Gleichgewicht $O_2Hb \rightleftharpoons Hb + O_2$ laufend der Sauerstoff entnommen wird und *damit gewinnt die Geschwindigkeit der Reaktion von links nach rechts, d. h. der Sauerstoffdissoziation entscheidende Bedeutung*, während die Rückreaktion der Sauerstoffassoziation von sekundärer Wichtigkeit ist, wenn nur die Reaktion der Cytochromoxydase mit dem Sauerstoff schnell genug abläuft. Das letztere darf als gegeben angesehen werden, da auch Muskelhämoglobin trotz seiner sehr hohen O_2-Assoziationsgeschwindigkeit rasch in vivo seinen Sauerstoff abgibt (*383*).

Die in den Kapiteln über Gasbindung oder Oxydation mitgeteilten Daten besagen, daß der fetale Blutfarbstoff eine im Vergleich mit dem reifen Blutfarbstoff gesteigerte Sauerstoffdissoziation aufweist. Also gerade *die Eigenschaft, auf die es bei der O_2-Abgabe im Gewebe ankommt, ist bei fetalem Blutfarbstoff gesteigert.* Wie sich die anderen fetalen Hämoglobine hierin verhalten, wissen wir nicht; sie sind noch nicht untersucht worden. Ihre nach dem Verlauf der Dissoziationskurve ablesbare höhere O_2-Affinität gegenüber dem zugehörigen Hämoglobin des erwachsenen Organismus braucht einer gesteigerten O_2-Dissoziation nicht im Wege zu stehen. Denn wenn von 2 Hämoglobinen A und B das Hämoglobin A eine dreimal so hohe O_2-Assoziation als B hat, aber nur eine doppelt so hohe O_2-Dissoziation als B, dann besitzt A zweifellos nach Maßgabe der Dissoziationskurve die höhere „O_2-Affinität" von beiden. Trotzdem wäre A in der Lage, gegenüber einer rasch reagierenden Cytochromoxydase seinen Sauerstoff rascher als B abzugeben.

Aus der Sauerstoffdissoziationskurve läßt sich also nicht ableiten, wie sich das betreffende Hämoglobin bei der Sauerstoffabgabe im Gewebe verhält. So viel wir über Specieseigentümlichkeiten der Dissoziationskurven wissen — über Specieseigentümlichkeiten der Dissoziation wissen wir nichts. Der hier mitgeteilte Befund einer rascheren O_2-Dissoziation bei fetalem menschlichen Hb könnte vielleicht ein Anlaß sein, für das Studium dieser eigentlich doch fundamental wichtigen Frage ein Interesse zu erwecken. Solange man nicht mehr darüber weiß, muß man alle Deutungsversuche über den Sinn eines speziellen fetalen Hb zurückstellen.

III. Bedeutung des fetalen Hb für pathophysiologische Vorgänge des 1. Trimenon.

1. Icterus neonatorum.

Die Theorie, daß die Ursache der Neugeborenen-Gelbsucht einfach ein akuter Blutzerfall zur Abschöpfung der Neugeborenen-Polyglobulie sei (*15*, *16*), ist aufgegeben. Sollte ein solcher in nennenswertem Umfang stattfinden, würde er eher das Blut des Neugeborenen als solches und nicht sein fetales Hb treffen. Eine Untersuchung der Höhe des Bilirubinspiegels, der Stärke des Ikterus und des Verhaltens des fetalen Hb ergab keinerlei Korrelation (*130*). Die Blutmauserung in der ersten Woche ist zwar hoch, aber nicht höher als in den folgenden Wochen (*320*), so daß eine zusätzliche passagere Leberinsuffizienz angenommen werden muß (*262*, *401*, *481*, *481a*, *546*).

Als Beispiel dafür, welche Faktoren überhaupt hineinspielen können, seien die Untersuchungen von Loewy und Freeman angeführt, nach denen sich eine

Korrelation zwischen dem Fettgehalt der in den ersten Tagen verabreichten Nahrung und der Höhe des Bilirubinanstiegs herausstellte. Verff. glauben an eine hämolysierende Wirkung der resorbierten Fettsäuren.

2. Icterus neonatorum gravis bei Rh-Inkompatibilität.

JONXIS äußerte die Ansicht, daß bei dem durch Rh-Inkompatibilität bedingten akuten Blutzerfall elektiv die mit fetalem Hb beladenen Erythrocyten eliminiert würden (*277*, *278*). Diese Auffassung ist widerlegt worden: Der hämolysierende Prozeß trifft die bei der Geburt vorhandenen Erythrocyten (soweit sie sensibilisiert sind) und macht keinen Unterschied in bezug auf die Hb-Arten (*22*, *24*, *417*). Recht wichtig ist dabei folgende Beobachtung von BAAR: In einem Fall einer fetalen Erythroblastose mit hohem Blutumsatz war nach einer Transfusion praktisch kein fetales Hb mehr vorhanden; 24 Std. später aber fanden sich schon wieder 16,5% davon — im übrigen ein eindeutiger Beleg für die postfetale Bildung von fetalem Hb (*22*). Eine durchaus gleiche Beobachtung konnte ich kürzlich nach einer wegen einer fetalen Erythroblastose durchgeführten Austauschtransfusion machen. — In diesem Zusammenhang ist ein von HATZ und BERGER mitgeteiltes interessantes Phänomen zu erwähnen. Wenn gewaschene Rh-positive Erythrocyten von Neugeborenen mit Anti D-Serum und Komplement versetzt und 12 Std. bei 37° inkubiert wurden, dann fand sich anschließend in einem Hämolysat dieser Erythrocyten weniger fetales Hb, als wenn die Erythrocyten mit Normalserum inkubiert wurden. Es wurde mit optischer Methode gearbeitet. Vorerst kann für diesen auffälligen Befund keine Erklärung gegeben werden.

3. Trimenonanämisierung und Frühgeburtenanämie.

In Abb. 33 sind grobschematisch die Vorgänge im Blutfarbstoffhaushalt vor und nach der Geburt auf Grund der durch BARCROFT (*37*), FAXEN, HASELHORST und STROMBERGER, KNOLL, KÜNZER (*320*), KÜSTER (*333*), MAGNUSSON, SCHÄFER, VAHLQUIST, WALKER und TURNBULL gegebenen Unterlagen dargestellt. Die Hämoglobinwerte steigen im Lauf der letzten Schwangerschaftsmonate an. Die Retikulocytenwerte vermindern sich bis kurz vor der normalen Geburt langsam, um zuletzt etwas steiler auf etwa 50‰ abzusinken. Frühgeburten werden mit einem fast doppelt so hohen Retikulocytenwert wie Ausgetragene geboren. Unter der Geburt steigt der Hb-Bestand sprunghaft an (*113*, *124*) — wahrscheinlich in Zusammenhang mit der Ausschaltung des Placentarkreislaufs; letzten Endes ist das Phänomen aber noch ungeklärt. Erst jetzt also entsteht eine eigentliche Polyglobulie; der Fetus in utero hat sie nicht in dem Ausmaß. Bei Ausgetragenen wie Frühgeburten sinken nach der Geburt die Retikulocyten scharf ab, bei letzteren aber auf nicht ganz so niedrige Werte. Da sich der Blutabbau über die Regeneration hebt, resultiert ein Absinken des Hb mit einem Tiefstand nach etwa 10 bis 12 Wochen. Bei Frühgeburten ist das Minimum vielleicht etwas später erreicht und führt zu niedrigeren Werten (um 8 g-% gegen 10—11 g-%), und das, obwohl bei ihnen schon vorher eine beträchtliche Retikulocytose

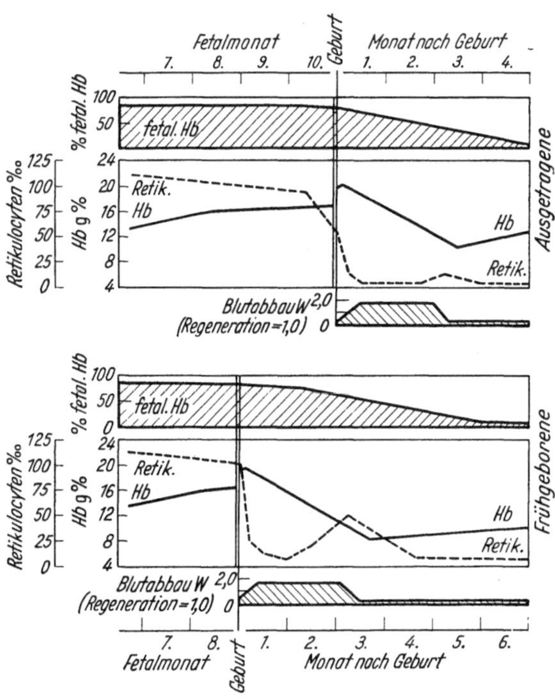

Abb. 33. Schematische Darstellung des Blutfarbstoffhaushaltes vor und nach der Geburt bei Ausgetragenen (oben) und Frühgeburten (unten) bis zur Ausbildung der Trimenonanämisierung bzw. der Frühgeburtenanämie.

einsetzt. Eine leichte Retikulocytose ist meistens auch bei Ausgetragenen zu erkennen. Bis hierher geht die sog. 1. Phase der Trimenonanämisierung und der Frühgeburtenanämie. Sie ist durch keine Ernährungsform und durch keine Medikation zu verhindern oder zu beeinflussen.

Bei stark gedrosselter Blutmauserung und nur wenig vermehrten Retikulocytenzahlen erheben sich von diesem Tiefpunkt die Hämoglobinwerte langsam wieder. Die Erythrocytenzahlen steigen meist schneller, so daß sich eine Hypochromie ausbildet. Diese zweite, hypochrome Phase kann durch Eisengaben beeinflußt werden. Sie soll uns nicht beschäftigen.

Die 1. Phase der Anämisierung ist prinzipiell bei Frühgeborenen und Ausgetragenen die gleiche, sie differiert nur quantitativ. Sie tritt in mehr oder weniger starker Ausprägung bei jedem Kind auf. Es ist daher recht fraglich, ob man den Vorgang überhaupt als pathologisch ansehen darf. Zumindest muß er bei ausgetragenen Kindern als physiologische Erscheinung bewertet werden, und das ist auch die allgemeine Auffassung. Bei einem Frühgeborenen ändert sich die Sachlage insofern, als sein Daseinszustand an sich nicht physiologisch ist, womit auch der physiologische Vorgang der Trimenonanämisierung pathologische Züge annehmen kann. Das ist eine Sache der Interpretation.

Es kann keinem Zweifel unterliegen, daß die Anämisierung auf einem Mißverhältnis zwischen einem gesteigerten Blutabbau und einer nichtkompensierenden Regeneration beruht. Die Blutmauserung erreicht im 1. Trimenon die höchsten Werte, die sich physiologisch überhaupt während des Lebens finden (*320*). Diese erhöhte Mauserung als zweckmäßige Reaktion auf die Neugeborenen-Polyglobulie zu deuten, ist etwas fragwürdig. Wahrscheinlicher ist, daß fetales Hb oder fetale Erythrocyten an sich einer erhöhten Mauserung unterliegen. Ein Hinweis dafür sind die hohen Retikulocytenzahlen während der Fetalzeit, die wohl über das hinausgehen, was für den Zuwachs an Blutkörperchen nötig wäre. Eine weitere Stütze dieser Auffassung bildet die leichtere Oxydierbarkeit des fetalen Blutfarbstoffes (*60*, *62*), ferner die von KÜNZER und SCHNEIDER nachgewiesene Schwäche der reduzierenden Fermentsysteme fetaler Erythrocyten. Fetale Blutkörperchen könnten also einer erhöhten „Abnutzung“ unterliegen.

Es muß hier allerdings bemerkt werden, daß kürzlich SEELEMANN mit Hilfe der ASHBY-Technik keinen Anhalt dafür gewinnen konnte, daß die Erythrocyten junger Säuglinge rascher abgebaut würden. MOLLISON hatte mit gleicher Methodik festgestellt, daß auf ein anderes Neugeborenes übertragene Neugeborenen-Erythrocyten in den ersten 10 Tagen etwa doppelt so rasch zugrunde gingen wie Erwachsenen-Erythrocyten. Alles in allem bestehen also hinsichtlich der Blutmauserungsvorgänge bei jungen Säuglingen noch erhebliche Widersprüche.

Die scharfe Drosselung der Regeneration nach der Geburt mag man dagegen durchaus als einen Ausdruck für den Ausgleich der Polyglobulie des Neugeborenen deuten. *Warum aber steigen die Retikulocyten nicht oder nicht ausreichend in dem Augenblick wieder an, wenn die Normalwerte für Hb und Erythrocyten unterschritten werden?* Hier liegt der Angelpunkt des Vorganges.

Bei ausgetragenen Kindern reagieren die Retikulocyten kaum. Es ist nicht anzunehmen, daß das Knochenmark dazu nicht in der Lage ist, denn wir sehen bei Frühgeburten Steigerungen der Retikulocytenzahl von einem Ausmaß, das zweifellos bei Ausgetragenen einen wesentlichen Teil der Anämisierung wettmachen könnte. Bei den Frühgeburten selbst reicht diese Steigerung nicht aus. Es ist aber eine Frage, ob sie nicht vielleicht doch in der Lage wären, noch mehr zu leisten. KÜSTER erklärt die Frühgeburtenanämie damit, daß zu dem Zeitpunkt der verfrühten Geburt das blutbildende Knochenmark noch unvollkommen ausgebildet sei und die extramedulläre Blutbildung schlagartig fortfalle; der Organismus stehe so zeitweilig ohne ausreichendes blutbildendes Gewebe da. Abgesehen davon, daß die extramedulläre Blutbildung bei Frühgeburten nach den Untersuchungen von LANGLEY durchaus nicht schlagartig aufhört (S. 84), ist zu bemerken, daß der Abfall der Blutwerte erst nach 6—8 Wochen kritisch zu werden beginnt. Zu diesem Zeitpunkt besitzt aber die Frühgeburt bereits eine mächtig ausgeprägte Knochenmarkshämatopoese, die jeden Gedanken an eine Insuffizienz als abwegig erscheinen läßt. Das Wahrscheinlichere ist, wie JOPPICH annimmt, daß auch sie wie die Ausgetragenen nicht das leisten, was sie leisten könnten. *Die Schwelle der Hämoglobinwerte, bei denen ausgetragene Säuglinge mit einer Retikulocytose reagieren, liegt tiefer als im späteren Leben. Bei Frühgeburten liegt sie noch tiefer als bei Ausgetragenen.* BIRK und JOPPICH glauben, daß junge Säuglinge, die sozusagen nur dem Schlaf und der Nahrungsaufnahme hingegeben und ohne wesentlichen Energieaufwand für Muskelarbeit in einer Art vita minima leben, gar nicht mehr Hb benötigen, weshalb auch alle Bemühungen, ihre Blutwerte zu erhöhen, sinnlos sind. VON PFAUNDLER und FINKELSTEIN nehmen an, daß die Reizempfindlichkeit des Knochenmarks erniedrigt sei. FINKELSTEIN bezeichnet die Erscheinung als „Torpor der die Blutwerte regulierenden Reaktion“.

Man darf als Tatsache betrachten, daß die Sauerstoffversorgung des Organismus den adäquaten Reiz für die Blutbildung darstellt (*231*). Jedes Absinken des zur Verfügung stehenden Sauerstoffs wird mit einer Vermehrung der Erythrocytenzahl beantwortet, wie besonders illustrativ kürzlich von WANG, WIRZ und VERZÁR vergleichend bei Kaninchen und Menschen gezeigt wurde. Auch das Umgekehrte gilt: Bei hohem Sauerstoffgehalt der Atmosphäre sinkt die Blutregeneration ab (*527*). Wie letztendlich die kausale Verknüpfung von der Variation der O_2-Aufnahme bis zur entsprechenden Regulierung der Retikulocytenausschüttung beschaffen ist, weiß man nicht. Die Sauerstoffspannung dürfte kaum direkt regulierend auf die Knochenmarkszellen einwirken, da nach Versuchen mit Knochenmarkskulturen eine Senkung der Sauerstoffspannung die Proliferationstendenz vermindert (*20*). RUHENSTROTH-BAUER konnte in Übereinstimmung mit REISSMANN im Parabioseversuch nachweisen, daß die Erythropoese durch ein hormonales Prinzip gesteuert wird. Wo es gebildet wird, weiß man nicht. Auch ist der Receptor unbekannt, der auf Sauerstoffmangel anspricht und die Ausschüttung des erythropoetischen Hormons veranlaßt. Wie der Receptor aber auch immer beschaffen sein mag: er wird kaum auf die an sich im Blut vorhandene, an das Hämoglobin gebundene Sauerstoffmenge reagieren, sondern auf das Ausmaß, in dem der Sauerstoff den Geweben zur Verfügung steht. Damit gewinnen alle Faktoren eine Bedeutung, die die Sauerstoffabgabe und Sauerstoffverwertung im Gewebe regulieren.

Näher untersucht ist z. B. die Vermehrung des Cytochrom c bei anoxämischen Zuständen (*420*, *421*, *472*).

Die Fragen, die das Phänomen der Trimenonanämisierung aufgibt, würden sich ohne Widerspruch lösen lassen, wenn man annimmt, daß der Mechanismus der O_2-Abgabe und O_2-Verwertung im Gewebe bei jungen Säuglingen und Frühgeborenen — als Reminiszenz an den Fetalzustand? — *rationeller funktioniert und eine stärkere Ausnutzung gewährleistet als im späteren Leben.* Die Erklärung des „Torpor der regulierenden Reaktion" (FINKELSTEIN) wäre so möglich, ohne daß die Vorstellung einer relativen oder absoluten Knochenmarksinsuffizienz herbeigezogen werden muß, die in Hinblick auf einen sich im Maximum einer Entwicklung befindlichen Organismus recht unbefriedigend ist. Lassen sich Unterlagen für eine solche Hypothese gewinnen?

Über die näheren Umstände der Gewebsatmung bei jungen Säuglingen im Vergleich mit Erwachsenen weiß man recht wenig. Aus klinischen und experimentellen Untersuchungen scheint nur soviel gesichert, daß bei ihnen die Glykolyse gesteigert ist (*198*, *199*). HENTSCHEL setzte experimentell die Glykolyse bei saugenden Ratten durch Verbringen in eine O_2-reiche Atmosphäre herab; die Folge war Dystrophie. — Bei Neugeborenen, besonders aber bei Frühgeborenen ist die Carboanhydraseaktivität im Blut gegenüber Erwachsenen stark herabgesetzt. Ob diese Tatsache eine klinische Bedeutung für den Gasaustausch der Frühgeborenen hat, ist ungeklärt (*50*—*52*). — Auffällig ist fernerhin die außerordentliche Widerstandsfähigkeit neugeborener Tiere gegenüber akutem Sauerstoffmangel (*108*, *443*), obwohl ihr Ruheverbrauch an Sauerstoff pro Kilogramm Tier dem erwachsener Tiere in etwa gleicht (*37*). Das gilt auch für den Menschen: man hat bei plötzlichem Tod der Mutter, z. B. durch Unfall, noch 15—20 min später ein lebendes Kind aus dem Uterus extrahieren können (*410*).

Ich glaube, man muß die Tatsache zur Diskussion stellen, daß *fetales Hämoglobin* eine gegenüber reifem Hb vermehrte Sauerstoffdissoziation aufweist, daß es also *leichter seinen Sauerstoff an die Fermente der Gewebsatmung abgeben kann.* Es könnte hier der Ausgangspunkt für die Lösung des Problems liegen. Gerade im Hinblick auf die auffallende Abhängigkeit der Anämisierung von dem Vorhandensein des fetalen Hb — der Tiefpunkt ist erreicht, wenn sein Anteil am Blutfarbstoff unter 30—40% sinkt — muß man an diese Möglichkeit denken. Es ist anzunehmen, daß, wenn ein Glied in der Kette der den Sauerstoff verarbeitenden Substanzen verändert ist, auch die anderen Glieder Abweichungen zeigen, und daß damit der gesamte Mechanismus der Sauerstoffverwertung seine besondere Eigenart hat. Unter dieser Voraussetzung und unter dem Gesichtspunkt, daß die Einstellung auf einen niederen Hb-Bestand eine positive, sozusagen vom Körper gewollte Regulation darstellt, müßten weitere Untersuchungen über die Genese der Frühgeburtenanämie und der Trimenonanämisierung durchgeführt werden.

4. Neigung junger Säuglinge zu Methämoglobinämien.

KÜNZER und SAVELSBERG machten 1951 die überraschende Feststellung, daß Säuglinge des 1. Trimenon höhere Werte an Hämiglobin in ihrem Blut aufweisen als ältere Kinder und Erwachsene, bei denen nach HEUBNER und Mitarb. und anderen Untersuchern der Hämiglobingehalt 1% des Gesamtfarbstoffes nicht übersteigt. RAU, der in meinem Auftrag eine größere Zahl von Säuglingen untersuchte, fand dagegen, daß die Hauptzahl der Trimenon-Säuglinge die Grenze von 1% nicht überschritt, so daß man also nicht berechtigt ist, den sog. physiologischen Hämiglobinspiegel bei ihnen höher anzusetzen als bei Erwachsenen. Es fiel aber auf, daß, wenn überhaupt einmal erhöhte Werte vorkamen, diese nur bei jungen Säuglingen angetroffen wurden. Abb. 34 zeigt die Verhältnisse schematisch. Die Differenzen gegenüber KÜNZER und SAVELSBERG konnten nicht an der Methodik liegen, sie mußten in Unterschieden der äußeren Einwirkungen gesucht werden, wobei der höhere Nitratgehalt des Würzburger Leitungswassers zur Diskussion gestellt wurde. RAU leitete aus seinen Befunden eine Labilität junger Säuglinge in bezug auf eine Hämiglobinbildung ab.

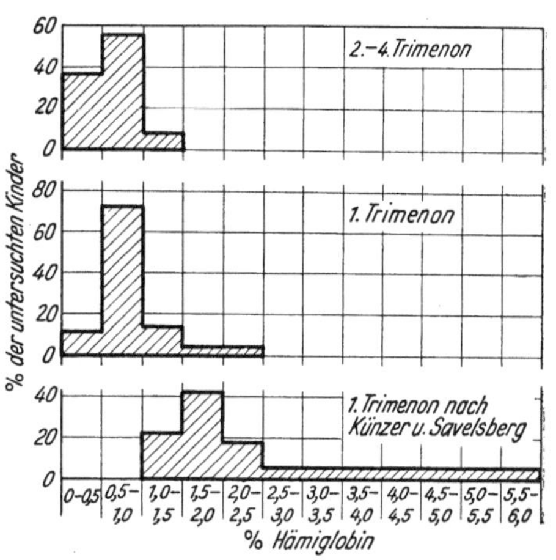

Abb. 34. Hämiglobingehalt des Blutes bei Säuglingen nach Messungen von RAU im Vergleich mit Ergebnissen von KÜNZER und SAVELSBERG.

Das entspricht nun alter klinischer Erfahrung. Junge Säuglinge erkranken unter vergleichbaren Umständen wesentlich leichter an Methämoglobinämien als ältere Kinder und Erwachsene. Auf Grund ihrer Ernährungsweise und Lebensbedingungen fallen gewisse für den Erwachsenen wichtige Gifte, wie z. B. das bekannte Nitrit in Wurstsuppen (*93*, *490*), für sie weg. Dafür sind andere Ursachen typisch: 1. Windelstempel, die mit anilinhaltigen Stempelfarben hergestellt und nicht vor Gebrauch nach Vorschrift ausgekocht wurden (*81*, *147*, *152*, *154*, *155*, *168*, *261*, *288*, *412*, *427*, *449*, *508*, *524*); 2. nitrathaltiges Brunnenwasser, mit dem Milchmischungen für künstlich ernährte Säuglinge angesetzt wurden (*97*, *110*, *115*, *116*, *120*, *125*, *136*, *156*, *157*, *164*, *165*, *187*, *347*,

358, *366*, *372*, *373*, *374*, *450*, *514*, *545*). Daneben finden sich Angaben über nitrobenzolhaltige Ausdünstungen von Farbanstrichen oder von Bodenwachs (*370*, *461*), Nitrobenzol als Bittermandelaroma (*134*, *243*, *345*), Anilinderivate enthaltende Farbstifte (*447*), Bismut. subnitric. als Therapeuticum gegen Durchfälle und als Röntgenkontrastmittel (*49*, *460*, *541*) und schließlich eine Anzahl Medikamente (*122*, *370*, *500*, *542*). Hierbei muß allerdings beachtet werden, daß nach Medikamenten häufiger eine Sulfhämoglobinämie entsteht, die spektroskopisch leicht mit einer Methämoglobinämie verwechselt werden kann (*82*, *168*).

Während die Methämoglobinämie durch Windelstempel bereits seit 1886 (RAYNER) bekannt war, wurde die Rolle des nitrathaltigen Brunnenwassers erst 1945 durch COMLY entdeckt. Zweifellos aber wurden entsprechende Bilder auch schon vorher als ungeklärte „idiopathische“ Methämoglobinämie registriert, wie der 1940 von SCHWARTZ und RECTOR mitgeteilte Fall. Die Wirkung der Nitrate in Wasser ist wie bei der von oral verabfolgten Bismut. subnitric. so zu denken, daß sie im Darm durch Bakterientätigkeit zu Nitrit reduziert werden. Dieses veranlaßt dann nach Resorption die Hämiglobinbildung. Die Brunnenwasser-Methämoglobinämie betrifft nur künstlich ernährte Kinder, und dabei vor allem solche, die Milchmischungen aus Pulvermilch oder kondensierter Milch gefüttert bekommen, zu deren Bereitung also viel Wasser erforderlich ist. Je jünger die Kinder, desto schwerer pflegen sie zu erkranken. Nach einem Alter von 3 Monaten kommt die Brunnenwasser-Methämoglobinämie praktisch nicht mehr vor. Die meisten Mitteilungen stammen aus den USA und Kanada, daneben wurden einzelne Fälle auch in Europa beobachtet (*97*, *110*, *125*, *164*, *165*). Da eine hinweisende Cyanose erst bei einer Hämiglobinmenge über 10% des Gesamtfarbstoffes auftritt, dürften inapparente Vergiftungen wahrscheinlich noch häufiger sein. Von einer Menge von 20 mg/l Nitratstickstoff ab soll der Gehalt des Wassers gefährlich werden können (*372*).

Welche Bedeutung diese Vergiftung junger Säuglinge haben kann, ist daraus zu entnehmen, daß von 139 Kindern, die 1949 in Minnesota an der Brunnenwasser-Methämoglobinämie erkrankten, 14 starben (*116*). Auch die Anilinvergiftung durch Windelstempel hat schon Todesfälle nach sich gezogen (*147*). Die Kenntnis der Empfindlichkeit junger Säuglinge gegenüber Hämiglobinbildnern ist um so wichtiger, als die Behandlung auch schwerster Zustände denkbar einfach ist. Durch Injektion von Methylenblau (1—2 mg/kg Körpergewicht als 0,1—1%ige Lösung intravenös, oder auch die zehnfache Dosis per os) läßt sich schlagartig der gesteigerte Hämiglobingehalt zur Norm herabdrücken. Die Methylenblauwirkung wurde 1930 von WARBURG und Mitarb. (*544*) entdeckt und ist eingehend untersucht worden (*168*, *298*—*300*, *549*). Sie beruht auf einem

Eingreifen des Farbstoffes in einen weiter unten zu erwähnenden Fermentmechanismus des Erythrocyten.

Es kann hier nicht auf die Vergiftungsformen im einzelnen eingegangen werden, sondern nur auf die Frage, ob die Eigenschaften des fetalen Hb geeignet sind, die rasche Hämiglobinbildung zu unterstützen. Da Vergiftungen mit Windelstempeln und mit nitrathaltigem Brunnenwasser nur im 1. Trimenon vorkommen, ist es naheliegend, an einen solchen Zusammenhang zu denken. Die Frage kann ohne weiteres mit Ja beantwortet werden, denn fetales Oxyhämoglobin war, wie auf S. 66 dargelegt wurde, leichter durch Oxydationsmittel in Hämiglobin zu überführen. Das zeigt sich auch in vivo. MELCOP untersuchte in meinem Auftrag die Reaktion der Hämiglobinwerte auf einmalige kleine orale Dosen von Natriumnitrit (2 mg/kg Körpergewicht) bei jungen Säuglingen und fand eine eindeutige Korrelation mit der Menge an vorhandenem fetalen Hb (Abb. 35).

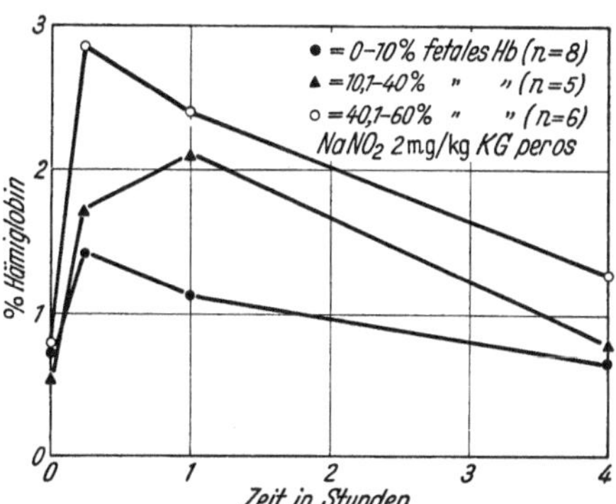

Abb. 35. Anstieg der Hämiglobinwerte im Blut von Säuglingen nach einmaliger Belastung mit Natriumnitrit oral. Nach Messungen von MELCOP.

Sicher ist der Betrag an fetalem Hb nicht der einzige Faktor, der hierbei eine Rolle spielt. Einflüsse anderer Faktoren beginnen schon sichtbar zu werden, wenn man das Hämoglobin innerhalb der Erythrocyten untersucht.

GODT prüfte auf meine Veranlassung die Oxydationsgeschwindigkeit bei gewaschenen, in Ringerphosphat vom p_H 6,8 aufgeschwemmten Erythrocyten durch Natriumnitrit bei 37° und fand, daß die Zeit-Umsatz-Kurve nicht mehr die auf S. 68 geschilderte S-Form hatte, sondern etwa exponential gekrümmt war, und weiter, daß die 50%ige Oxydation bei Nabelschnurerythrocyten zwar rascher als bei Erythrocyten vom Erwachsenen erreicht war; doch war die Differenz der Reaktionsgeschwindigkeiten wesentlich geringer als bei den Oxyhämoglobinen, statt 1:2 etwa wie 1:1,25. Ein völlig anderes Resultat erhielt KÜNZER bei der Untersuchung von Erythrocyten, die in ungepufferter Kochsalzlösung aufgeschwemmt waren (*332a*). Hier war die Differenz ganz erheblich gesteigert. GODT konnte dies Verhalten ungepuffert aufgeschwemmter Erythrocyten bestätigen. Auf Grund der starken p_H-Empfindlichkeit der Oxydation im Beisein von Nitrit könnte die Ursache dieses Phänomens in ungepufferten Aufschwemmungen durch p_H-Unterschiede bedingt sein. Die von GODT festgestellte Verringerung der Differenz bei gepufferten Suspensionen dürfte auf reduzierende Substanzen im Erythrocyten zurückzuführen sein (*151a, 388*).

Man sieht, wie schwierig bereits bei einem so einfachen System wie dem aufgeschwemmter gewaschener Erythrocyten die Beurteilung der Versuchsergebnisse wird. Als weiterer wichtiger Faktor kommt für

Erythrocyten in einem glucosehaltigen Milieu, also z. B. im Blutstrom, die Tätigkeit eines Fermentsystems hinzu, das entstehendes Hämiglobin wieder in Hämoglobin überführt (*121*, *197*, *298*, *303*, *544*). Dieses Fermentsystem ist für den Erythrocyten unentbehrlich, da ohne es aller Blutfarbstoff sich langsam spontan zu Hämiglobin oxydieren würde. Nach neueren Untersuchungen scheint die Ursache der kongenitalen Methämoglobinämie in einem Defekt dieses Systems begründet zu sein (*150*, *538*). Die Geschwindigkeit der Hämiglobinrückbildung ist von Species zu Species recht verschieden (*510*, *511*). Nach Untersuchungen von KÜNZER und SCHNEIDER geht die Rückbildung von mit Natriumnitrit erzeugtem Hämiglobin in Erythrocyten des Nabelschnurblutes langsamer vor sich als in denen des Erwachsenenblutes. Diese Trägheit der Rückbildung würde sich also zu der Labilität in bezug auf die Bildung summieren.

Schließlich wären noch die Fragen der Resorption von Hämiglobinbildnern zu betrachten. Über die Resorption von Anilin bzw. ihre Differenzen bei jungen Säuglingen und älteren Individuen ist nicht viel bekannt. Die Aufnahme des Giftes dürfte wie beim Erwachsenen vornehmlich durch die Haut erfolgen, daneben aber wohl auch durch Einatmen von Anilindämpfen (*459*). Fieber, Schweißfeuchte, Hauterkrankungen scheinen die Resorption zu begünstigen (*147*). Es ist durchaus möglich, daß die zarte Haut des Säuglings leichter passiert wird, so daß hierdurch neben der erhöhten Oxydationsbereitschaft des fetalen Blutfarbstoffes ein weiterer Faktor für die besondere Anfälligkeit junger Säuglinge ins Spiel käme. Eingehender ist die Resorption von Nitrit untersucht. MELCOP konnte zeigen, daß von oral zugeführtem Nitrit (2 mg/kg) nach Maßgabe des Hämiglobinanstiegs nur etwa 10% letztendlich mit dem Blutfarbstoff reagieren; bei höherer Dosierung wird der Effekt relativ größer. Es scheint also auf dem Wege zum Blutfarbstoff ein Teil des Nitrits bereits unschädlich gemacht zu werden. So kann der vorhandene Blutzucker mit Nitrit reagieren (*517*), weiter muß an eine Reaktion mit Blut- und Gewebsproteinen gedacht werden, insbesondere auch an eine solche mit dem Stromaprotein der Erythrocyten (*392*, *393*).

Im Falle des Nitrats kommt noch hinzu, daß es erst im Darmkanal zu Nitrit reduziert werden muß, ehe es eine Giftwirkung entfaltet. CORNBLATH und HARTMANN konnten wahrscheinlich machen, daß normalerweise nicht zu große Mengen Nitrat schon vorher als unschädliches Nitrat resorbiert werden, bevor sie mit Bakterien in Berührung kommen, die sie zu Nitrit reduzieren können. Vorbedingung für die Giftwirkung von Nitrat ist daher die Anwesenheit von Bakterien, insbesondere E. coli in den oberen Darmabschnitten. Diese Voraussetzung sei bei jungen Säuglingen dadurch leichter gegeben, als bei ihnen noch kaum Salzsäure im Magen vorhanden ist, so daß eine Ansiedlung von

Bakterien in den oberen Darmabschnitten erleichtert werde. Gefährdet sind daher vor allem ernährungsgestörte Kinder, bei denen es zu einer — endogen oder exogen bedingten — Dünndarmbesiedlung kommt. Eigene, zusammen mit GREINACHER begonnene Untersuchungen haben bestätigt, daß auch bei sehr jungen Kindern Nitratgabe keine Hämiglobinbildung verursacht, wenn die Kinder nicht ernährungsgestört sind, d. h. also keine Besiedlung des Dünndarms mit E. coli aufweisen.

Zusammenfassend ist also zu sagen, daß für die Wirkung von Hämiglobinbildnern eine große Zahl von Faktoren modifizierend von Bedeutung ist. Unter ihnen muß aber der leichteren Oxydierbarkeit des fetalen Hb eine besondere Bedeutung eingeräumt werden.

IV. Sonstige klinische Fragestellungen.

1. Methämoglobinämie und CO-Vergiftung in der Schwangerschaft.

ASKARI und HODAS berichteten kürzlich über eine Schwangere, die durch langdauernden Mißbrauch von Kopfwehtabletten eine Methämoglobinämie bekam. Es wurde nach einigen Wochen ein schwer geschädigtes Kind geboren, das 4 Wochen später mit einem Hirnödem bei Hydrocephalus starb. Es lag nahe, die Schädigung des Kindes mit der Methämoglobinämie der Mutter in Verbindung zu bringen. Das Kind konnte entweder selbst auch eine Methämoglobinämie bekommen haben oder dadurch anoxämisch geworden sein, daß der Sauerstoffübertritt durch die Placenta erschwert wurde. Hämiglobin wirkt nach DARLING und ROUGHTON nicht nur dadurch ungünstig, daß es selbst für den O_2-Transport ausfällt, sondern auch dadurch, daß es die Dissoziationskurve des restlichen O_2Hb so verändert, daß die O_2-Abgabe sehr erschwert wird (*127*, *185*, *308*). Eine Entscheidung zwischen den beiden Möglichkeiten läßt sich für den mitgeteilten Fall nicht treffen. Bei Methämoglobinämie durch Nitrit konnten MAIER und Mitarb. die Verschiebung der Dissoziationskurve nicht feststellen.

Für die Frucht im Mutterleib bedeutet eine CO-Vergiftung der Mutter ebenfalls in zweifacher Hinsicht eine Gefährdung: die eigene CO-Vergiftung und die Erschwerung des Sauerstoffaustausches in der Placenta. Durch CO wird die Dissoziationskurve des restlichen O_2Hb ebenfalls im Sinne einer Erschwerung der O_2-Abgabe verändert, und zwar stärker als durch Hämiglobin (*127*, *135*). Bei dem ersten bekanntgewordenen Vergiftungsfall, der von BRESLAU 1859 mitgeteilt wurde, dürfte es sich vorwiegend um die Auswirkung des zweiten Mechanismus gehandelt haben, da das Blut des sofort im Anschluß an die Vergiftung totgeborenen Kindes dunkelrot wie bei einer Asphyxie aussah. BALTHAZARD und NICLOUX berichten über einen Fall, bei dem das Blut der Mutter zu 60%, das des Kindes zu 18% mit CO gesättigt war. Die

Autoren stellen zur Diskussion, daß es bei akuter CO-Vergiftung einer Mutter möglich sein könne, ein noch lebendes Kind durch Kaiserschnitt zu entbinden. In praxi ist ein solcher Fall noch nicht beobachtet worden. Bei Vergiftungen, nach denen die Mutter wieder ins Leben zurückgerufen werden konnte, zeigten die später geborenen Kinder schwere Hirnschäden (*83*, *203*, *367*). Welche Rolle die speziellen Eigenschaften des fetalen Hb für die Aufnahme und Wiederabgabe des CO in der Placenta spielen, ist nach den vorhandenen Unterlagen nicht zu entscheiden. Die CO-Dissoziationskurve des fetalen Blutfarbstoffes kann man nicht als maßgebend für die Verhältnisse im Vollblut ansehen. Da die CO-Bindung erheblichen Speciesdifferenzen unterliegt, ist die Übertragung von Ergebnissen aus tierexperimentellen Untersuchungen zu dieser Frage auf den Menschen nur mit großer Zurückhaltung möglich (*397*, *502*).

2. Fetales Hb und angeborene Herzfehler.

Da Patienten mit angeborenen, unter Blausucht einhergehenden Herzfehlern infolge der im Herzen erfolgenden Zumischung von venösem Blut unter einer ständigen Untersättigung ihres Blutes mit Sauerstoff leiden, war von Interesse, ob bei ihnen andersartige Hämoglobine, insbesondere fetales Hb anzutreffen ist. Das ist nach eigenen Untersuchungen nicht der Fall. Säuglinge mit derartigen Herzfehlern bauen in gleicher Geschwindigkeit ihr fetales Hb ab wie andere Kinder auch (*58*). Die mehrfach bestätigte Veränderung der Sauerstoffdissoziationskurve des Blutes von solchen Patienten (*245*, *251*, *389*) muß also andere Ursachen haben.

3. Auftreten von alkaliresistentem Hämoglobin bei älteren Kindern und Erwachsenen. Atypische Hämoglobine.

Italienische Autoren (Vecchio, Putignono und Fiore-Donati) stellten vor wenigen Jahren fest, daß Patienten mit Thalassaemia major (Cooley-Anämie) ein alkaliresistentes Hämoglobin besitzen. Bianco erhob den gleichen Befund bei Mikrodrepanocytenkrankheit. Weitere Beobachtungen folgten rasch. Es zeigte sich, daß das alkaliresistente Hämoglobin der Thalassaemia major in bezug auf die Geschwindigkeit der Alkalidenaturierung dem fetalen Hb sehr ähnelte (*506*). Wie fetales Hb verhielt es sich auch bei der Papierchromatographie (*477*), bei der Elektrophorese (*446*) (s. Abb. 10), in der Kristallstruktur (*354*), im Verhalten der Tryptophanbande des UV-Spektrums (*354*, *446*) und in der Löslichkeit (*284*, *354*). Außerdem reagierte es im serologischen Experiment wie fetales Hämoglobin (*106*, *188*, *478*, *554*). Bei dem Zusammentreffen so vieler Kriterien kann man kaum noch zweifeln, daß das alkaliresistente Hb der Thalassaemia fetales Hb ist. Es fand sich bei verschiedenen Patienten in verschiedenen Mengen: RICH sah zweimal Patienten mit fast 100% des Gesamtfarbstoffes, also mehr als je ein neugeborener Säugling hat. Patienten mit Thalassaemia minor zeigten dagegen kein alkaliresistentes Hb (*446*) oder nur an der oberen Grenze der Norm liegende Mengen (*106*)[1]. RICH nimmt an, daß Patienten mit Thalassaemia major in bezug auf den entscheidenden Erbfaktor homozygot, Patienten mit Thalassaemia minor heterozygot sind, und daß es sich bei der Auswirkung des Erbfaktors nicht darum handelt, daß fetales Hämoglobin als pathologisches Hämoglobin produziert wird, sondern daß die Bildung von normalem bleibendem Hämoglobin ausbleibt und daher die Produktion von fetalem Hämoglobin weiterläuft.

Alkaliresistentes Hämoglobin ist mehrfach auch bei sonstigen Blutkrankheiten festgestellt worden: bei perniziöser Anämie (*76*, *506*), bei Leukämien (*326*, *506*), bei verschiedenen Anämien (*326*, *506*, *555*), bei angeborenem hämolytischem Ikterus (*506*). Bis vor kurzem war in den meisten Fällen unklar, ob es sich dabei tatsächlich um fetales Hämoglobin handelte, da die angetroffenen Mengen meist so gering waren, daß sie sich nicht näher analysieren ließen. Durch die von CHERNOFF entwickelte serologische Methodik wurde das Vorkommen des fetalen Hb bei derartigen Krankheiten bewiesen (S. 54). Daneben kommt aber bei ihnen auch eine Vermehrung der etwas resistenteren Fraktion des Erwachsenen-Hb vor, wie sich bei eigenen in Zusammenarbeit mit KLEINKNECHT durchgeführten Untersuchungen zeigte. Entsprechende Feststellungen machte GAJDOS.

Auch bei der Sichelzell-Anämie fand sich ein alkaliresistentes Hb. Es hat nichts mit dem eigentlichen Sichelzell-Hb zu tun. Dieses erwies sich als normal empfindlich gegen Alkali. Seine merkwürdige Eigenschaft, in reduzierter Form wesentlich schwerer löslich zu werden und damit in konzentrierter Lösung sich bei Reduktion kristallinisch anzuordnen (*506a*), hat eine verblüffende Erklärung für das Zustandekommen des Sichelphänomens erbracht (*405*, *408*, *408a*). Es ist außerdem elektrophoretisch infolge seiner rascheren Wanderung als positives Ion bei neutralem p_H leicht von normalem Hb abzutrennen (*284*, *405*).

Das alkaliresistente Hb bei Sichelzell-Anämie wurde durch SINGER und Mitarb. einer näheren Prüfung unterzogen. Es zeigte sich dabei, daß die Denaturierungsgeschwindigkeit durch Alkali größenordnungsmäßig etwa der bei fetalem Hb entsprach (*506*). Auch elektrophoretisch und spektrophotometrisch entsprach es ihm (*284*), weiter auch serologisch (*106*). Die Untersuchung von Sippen von Sichelzell-Kranken und Sichelzell-Zeichenträgern ließ noch zwei bisher nicht bekannte Hämo-

[1] Mit der Salzfraktionierung nach ROCHE, bei der schon der normale Erwachsene etwa 10% fetales Pigment aufweist, wurden bei Thalassaemia minor Mengen von 14—40% gefunden (*453a*).

globine auffinden: eines wurde annähernd gleichzeitig von KAPLAN und Mitarb. und von ITANO und NEEL gefunden und von den ersten Autoren mit Hb III, von ITANO mit Hb c bezeichnet; das andere entdeckte ITANO und bezeichnete es mit Hb d (*283*).

Folgende menschliche Hämoglobine sind demnach heute bekannt (in der neuen, 1953 von den maßgebenden amerikanischen Forschern auf einem Symposium festgelegten Nomenklatur) (*516*):

1. Normale Hämoglobine:
   Erwachsenen-Hämoglobin, Symbol: Hb A
   Fetales Hämoglobin, Symbol: Hb F
2. Pathologische Hämoglobine:
   Sichelzell-Hämoglobin, Symbol: Hb S
   unbenannt, Symbol: Hb C
   unbenannt, Symbol: Hb D

Die elektrophoretische Wanderungsgeschwindigkeit bei p_H 6,5 — hier wandern alle Hämoglobine kathodisch — ergibt folgende Reihe:

$$A - F - \overset{S}{\underset{D}{}} - C.$$

A wandert am langsamsten, C am schnellsten. D ist elektrophoretisch nicht von S zu unterscheiden. Es läßt sich aber dadurch von S differenzieren, daß es nicht die schlechte Löslichkeit als reduziertes Hb wie dieses hat. Es verursacht daher auch keine Sichelbildung. Die Hämoglobine A, S, C, D sind alkaliempfindlich, nur F ist alkaliresistent. Die Differenz der Wanderungsgeschwindigkeit von Hb S und Hb A konnten HAVINGA und ITANO auch an den schonend isolierten Globinen nachweisen.

Faßt man die Symbole als Erbmerkmale auf, die frei kombinieren können, dann ergibt sich eine Fülle von Möglichkeiten. Die Arbeiten von KAPLAN, ITANO, NEEL und ihren Mitarbeitern zeigen, daß es sich dabei nicht um theoretische Spekulationen handelt, sondern daß die Tatsachen dem entsprechen. Die Thalassaemia major und die Sichelzell-Anämie sind als Ausdruck einer Homozygotie in bezug auf die entsprechenden Gene aufzufassen, einfach gesagt — wenn es einmal erlaubt sein darf, die Erbmerkmale mit den Symbolen der resultierenden Hämoglobine zu bezeichnen — der Kombination F + F bzw. S + S. A + F entspricht der Thalassaemia minor, A + S dem Sichelzell-Zeichenträger. S + F, S + C, S + D stellen hämolytische Syndrome verschieden starker Ausprägung dar; S + F ist klinisch nicht von einer echten Sichelzell-Anämie zu unterscheiden. Bisher nicht bekannt wurden nur die Kombinationen F + C, C + C[1] und D + D, während A + C und A + D bei scheinbar gesunden Angehörigen von Sichelzell-Kranken und Sichelzell-Zeichenträgern gefunden wurden.

[1] Kürzlich von RANNEY u. Mitarb. (J. Clin. Invest. **22**, 1277 (1953) und weiter von SPAET (zit. n. RANNEY u. Mitarb.) beobachtet.

Wie man sich diese Verhältnisse genetisch korrekt vorstellen soll, ist noch eine Angelegenheit der Diskussion. ITANO hat kürzlich über den Stand der Dinge referiert (*284*). Aus den quantitativen Daten der Mengen an Hb A und Hb S bei Sichelzell-Zeichenträgern und dem Vorkommen von Hb C entwickelte er weiterhin (*284a*) eine Hypothese der Genetik, die den bisher bekannten Unterlagen gerecht wird. Danach soll es sich bei der Anlage für Hb A, Hb S und Hb C um allele Gene handeln; außerdem soll es 3 verschiedene Allele für die Anlage der Bildung von Hb A geben, deren Auswirkung sich in einer verschieden schnellen Hämoglobinisation des Erythrocyten zeigt. Ein normaler Erwachsener kann also einer von 6 Genotypen sein, ein Sichelzell-Zeichenträger einer von 3 Genotypen. Diese *Hypothese der multiplen Allele* wird vorerst nur für die Erklärung der Genetik von Hb A, Hb S und Hb C vorgeschlagen. Möglicherweise verhält sich Hb D ebenso, d. h. also seine Anlage als ein sechstes Allel. Die Genetik des Vorkommens von Hb F soll dagegen anderen Gesetzmäßigkeiten folgen (s. oben RICH, S. 101).

Über die Klärung der genetischen Zusammenhänge hinaus führt dann die Frage, welche Bedeutung die abnormen Hämoglobine für die Erkrankungen haben, bei denen sie angetroffen werden. Warum werden die Patienten anämisch, warum ist die Blutmauserung erhöht? Hier ist man vorläufig nicht weit über Vermutungen hinausgekommen.

Literatur.

1. ABDERHALDEN, E.: Hydrolyse des krystallisierten Oxyhämoglobins aus Pferdeblut. Z. physiol. Chem. **37**, 484 (1903).
2. ACKERMANN D., G. BLIX, K. FELIX, W. GRASSMANN, F. SCHNEIDER u. J. TRUPKE: Eiweißstoffe und ihre Abbaustufen. In: B. FLASCHENTRÄGER u. E. LEHNARTZ: Physiol. Chemie. Bd. I: Die Stoffe. Berlin-Göttingen-Heidelberg: Springer 1951.
3. ADAIR, G. S.: Comparison of osmotic pressure of oxyhaemoglobin, reduced haemoglobin and methaemoglobin. J. of Physiol. **58**, 39 P (1923/24).
4. — The osmotic pressure of haemoglobin in the absence of salts. Proc. Roy. Soc. (Lond.) A, **109**, 292 (1925).
5. — The hemoglobin system (I—VI). J. of Biol. Chem. **63**, 493—545 (1925).
6. — A rapid and accurate method for the measurement of the osmotic pressure of haemoglobin. "Haemoglobin"-Symposium. Butterworth's scient. Publ. London 1949.
7. — J. BARCROFT, D. H. BARRON, E. N. GOODMAN, E. H. HALL, K. HAYASHI, A. O'BRIEN, J. F. PACE and A. E. PHILLIPS: The oxygen content of blood in the carotid and umbilical arteries of the foetal sheep. J. of Physiol. **87**, 37 P (1936).
8. ADAMS, F. H., and S. C. CUNNINGHAM: Further studies on the blood of children with cyanotic heart disease with special reference to the hemoglobin. J. of Pediatr. **41**, 424 (1952).
9. AGNER, K.: Verdoperoxidase. Acta physiol. scand. (Stockh.) **2**, Suppl. 8 (1941).
10. ALLEN, D. W., K. F. GUTHE, J. WYMAN JR.: Further studies on the oxygen equilibrium of hemoglobin. J. of Biol. Chem. **187**, 393—410 (1950).

11. ALTSCHUL, A. M., A. E. SIDWELL JR. and T. R. HOGNESS: Note on te preparation and properties of hemoglobin. J. of Biol. Chem. **127**, 123 (1939).
12. AMANTEA, G.: La cristallizzazione dell' emoglobina studiato col metodo della saponina. Arch. di Fisiol. **21**, 107 (1923).
12a.— La cristallizzazione dell' emoglobina umana in rapporto all' etá e a varie condizioni patologiche. Arch. di Fisiol. **21**, 411 (1923).
13. ANDELMAN, M. B., P. S. GERALD, A. C. RAMBAR and B. M. KAGAN: Effects of early feeding of strained meat to prematurely born infants. Pediatrics **9**, 485—491 (1952).
14. ANDERSCH, MARIE A., D. A. WILSON and M. L. MENTEN: Sedimentation constants and electrophoretic mobilities of adult and fetal carbonylhemoglobin. J. of Biol. Chem. **153**, 301—305 (1944).
14a.— and A. M. ROSENDALE: Variations in alkali resistant hemoglobin in normal and abnormal bloods. Federat. Proc. **10**, 156 (1951).
15. ANSELMINO, K. J., u. F. HOFFMANN: Die Ursachen des Icterus neonatorum. Arch. Gynäk. **143**, 477—499 (1930).
16. — — Über den Glutathion- u. Katalasegehalt des fetalen Blutes und seine Bedeutung für die Sauerstoffversorgung der Frucht. Arch. Gynäk. **143**, 505—511 (1930).
17. ANSON, M., J. BARCROFT, A. MIRSKY and S. OINUMA: On the correlation between the spectra of various haemoglobins and their relative affinities for oxygen and carbon monoxide. Proc. Roy. Soc. (Lond.) B **97**, 61 (1924).
18. — and A. E. MIRSKY: Protein coagulation and its reversal. The preparation of insoluble globin, soluble globin and heme. J. Gen. Physiol. **13**, 469 (1929/30).
19. ASKARI, A., and J. H. HODAS: Methemoglobinemia during pregnancy with subsequent death of infant. Amer. J. Obstetr. **63**, 437 (1952).
20. ASTALDI, G., E. BERNADELLI and G. REBAUDO: Research on the proliferation activity of erythroblasts at low atmospheric pressure. Experientia (Basel) **8**, 117 (1952).
21. AUSTIN, J. H., and D. L. DRABKIN: Spectrophotometric studies. III. Methemoglobin. J. of Biol. Chem. **112**, 67 (1935—36).
22. BAAR, H. S.: Foetal haemoglobin and erythroblastosis. Nature (Lond.) **162**, 190 (1948).
23. — and E. M. HICKMANS: Alkali denaturation of oxyhaemoglobin, haemoglobin, carbonmonoxydhaemoglobin, methaemoglobin and cyanmethaemoglobin. J. of Physiol. **100**, 3—4 P (1941—42).
24.— and T. W. LLOYD: Studies in the anaemias of infancy and early childhood. Part XIV. The fate of transfused erythrocytes. Arch. Dis. Childh. **18**, 124—138 (1943).
25. BACH, A., u. A. KULTJUGIN: Über die Peroxydasefunktion des Oxyhämoglobins. Biochem. Z. **167**, 227—237 (1926).
26. — u. S. SUBKOWA: Über die Fermentzahlen des Blutes. I. Mitt. Quantitative Bestimmung der Katalase, der Protease, der Peroxydase und der Esterase in einem Blutstropfen. Biochem. Z. **125**, 283 (1921).
27. BALASSA, G.: Über den Schwefelgehalt des Hämoglobins, mit besonderer Berücksichtigung der Blutgruppen. Biochem. Z. **283**, 222 (1936).
28. BALLOU, G. A., P. D. BOYER, J. M. LUCK and F. G. LUM: The heat coagulation of human serum albumin. J. of Biol. Chem. **153**, 589 (1944).
29. BALTHAZARD, V. et M. NICLOUX: Intoxication mortelle oxycarbonée chez une femme enceinte de huit mois. Dosage de l'oxyde de carbone dans le sang maternel et dans le sang foetal. Arch. d'Obstétr. **3**, 161 (1913).

30. BANSI, H. W.: Die Kinetik der Peroxydasen. Klin. Wschr. **1924**, 927.
31. — u. G. GROSCURT: Veränderungen der Sauerstoffbindungskurven des Blutes bei Stoffwechsel- und Blutkrankheiten (Anämie und Polycythämie). Z. klin. Med. **113**, 560 (1930).
32. — u. H. UCKO: Über Peroxydase I. Mitteilung. Z. physiol. Chem. **157**, 192–213 (1926).
33. — — Über Peroxydase. II. Mitt. Das Verhalten des peroxydatischen Fermentes bei Variation des Oxydationsobjektes. Z. physiol. Chem. **157**, 214—221 (1926).
34. — — Über Peroxydase (V. Mitteilung). Die mathematische Betrachtung des Fermentablaufes. Z. physiol. Chem. **169**, 177—195 (1927).
35. BARCROFT, J.: The respiratory function of the blood. II. Haemoglobin. Cambridge University Press 1928.
36. — The conditions of foetal respiration. Lancet **1933 II**, 1021.
37. — Researches on pre-natal life. Blackwell scientif. Publ. Oxford 1946.
38. — and H. BARCROFT: Observations on the taking up of carbon monoxide by the haemoglobin in the spleen. J. of Physiol. **58**, 138 (1923/1924).
39. — R. H. E. ELLIOTT, L. B. FLEXNER, F. G. HALL, W. HERKEL, E. F. MCCARTHY, T. MCCLURKIN and M. TALAAT: Conditions of foetal respiration in the goat. J. of Physiol. **83**, 192—214 (1935).
40. — and S. R. ELSDEN: The oxygen consumption of the sheep foetus. J. of Physiol. **105**, 25 P (1946).
41. — L. B. FLEXNER and T. MCCLURKIN: The output of the foetal heart in the goat. J. of Physiol. **82**, 498 (1934).
42. — W. HERKEL and S. HILL: The rate of blood flow and gaseous metabolism of the uterus during pregnancy. J. of Physiol. **77**, 194 (1933).
43. — and J. MAUREEN-YOUNG: Oxygen in the blood emerging from the brains of post-mature foetal rabbits. J. of Physol. **102**, 25 P (1943/1944).
44. BARKAN, G.: Die Unterscheidung des „leicht abspaltbaren" Bluteisens vom Hämoglobineisen und vom anorganischen Eisen. Z. physiol. Chem. **221**, 241 (1933).
45. BARNARD. R. D.: The ionic strength of ferrohemoglobin. J. of Biol. Chem. **153**, 91—111 (1944).
46. BAUER, H., u. E. STRAUSS: Beiträge zur Kenntnis substituierter Proteine. II. Mitt. Jodierung des Hämoglobins und des Globins. Biochem. Z. **284**, 197 (1936).
47. BEAVEN, G. H., H. HOCH and E. R. HOLIDAY: The haemoglobins of the human foetus and infant. Biochemic. J. **49**, 374—381 (1951).
48. BÉNARD, H., A. GAJDOS et M. TISSIER: Hémoglobine et pigments apparentés Paris: Masson et Cie. 1949.
49. BENNECKE: Ein Fall von Wismutvergiftung infolge stomachaler Verabreichung von Bismutum subnitricum bei einem 3 Wochen alten Kinde. Münch. med. Wschr. **1906**, 945.
50. BERFENSTAM, R.: Studies on carbonic anhydrase activity in children. I. Acta paediatr. (Stockh.) **41**, 32 (1952).
51. — Studies on carbonic anhydrase activity in children. II. Acta paediatr. (Stockh.) **41**, 297 (1952).
52. — Carbonic anhydrase activity in fetal organs. Acta paediatr. (Stockh.) **41**, 310 (1952).
53. BERGMANN, M., and C. NIEMANN: On the structure of proteins: cattle hemoglobin, egg albumin, cuttle fibrin and gelatin. J. of Biol. Chem. **118**, 301 (1937).
54. BETKE, K.: Das Hämiglobin als Peroxydase. Klin. Wschr. **1950**, 788.

55. Betke, K.: Vergleichende Untersuchung der peroxydatischen Eigenschaften von fetalem und mütterlichem Blutfarbstoff. Mschr. Kinderheilk. **98**, 494 (1950).
56. — Die peroxydatische Aktivität des roten Blutfarbstoffes. Biochem. Z. **321**, 271 (1951).
57. — Die Hämoglobintypen des Menschen. Biochem. Z. **322**, 186 (1951).
58. — Der Abbau des fetalen Hämoglobins bei Kindern mit angeborenen Herzfehlern. Mschr. Kinderheilk. **100**, 143 (1952).
59. — Zur Frage der Hämoglobintypen des Erwachsenenblutes. Naturwiss. **39**, 308 (1952).
60. — Vergleichende Messung der Oxydationsgeschwindigkeit von fetalem und Erwachsenen-Hämoglobin zu Hämiglobin durch Kaliumferricyanid. Naturwiss. **39**, 481 (1952).
61. — Zum Mechanismus der Anilin- und der Nitratvergiftung im frühen Säuglingsalter. Vortr. Freiburger Med. Ges. Dezember 1952.
62. — Vergleichende Messung der Oxydation von fetalem und Erwachsenen-Oxyhämoglobin durch Natriumnitrit. Naturwiss. **40**, 60 (1953).
63. — Vergleichende Untersuchung der Hitzedenaturierung von fetalem und Erwachsenen-Hämoglobin. Naturwiss. **40**, 274 (1953).
64. — Die Bestimmung der Alkalidenaturierung des roten Blutfarbstoffes. Klin. Wschr. **195** , 557.
65. — Vergleichende Untersuchung der Reduktion und der Sauerstoffdissoziation bei fetalem und Erwachsenen-Blutfarbstoff. Klin. Wschr. **1953**, 573.
66. — u. I. Greinacher: Zur Reinigung von Hämoglobinlösungen mittels Aluminiumhydroxyd: Differente Adsorption von fetalem und bleibendem Blutfarbstoff. Acta haematol. (Basel) (im Druck).
67. — u. H. Rau: Zur Frage der Neigung junger Säuglinge, an Methämoglobinämien zu erkranken. Arch. Kinderheilk. **145**, 195 (1952).
68. — u. W. Savelsberg: Stufenphotometrische Hämoglobinbestimmung mittels Cyanhämiglobin. Biochem. Z. **320**, 431 (1950).
69. Bianco, J.: Sulla resistenza emoglobinica nei portatori di microcitemia falcemia. Policlinico, Sez. prat. **54**, 103 (1948).
70. Bickenbach, W.: Die Übersterblichkeit der Kinder bei übertragenen Schwangerschaften. Geburtsh. u. Frauenheilk. **7**, 3 (1947).
71. Björk, G.: On myoglobin and its occurrence in man. Acta med. scand. (Stockh.) **133**, Suppl. 226 (1949).
72. Birk, W.: Säuglingskrankheiten. Berlin: Marcus u. Weber 1948.
73. Bischoff, H.: Hämoglobin-Resistenz-Untersuchungen bei Säuglingen. Dtsch. Ges. Kinderheilk. 36. Tagung Karlsbad 1925; auch Mschr. Kinderheilk. **31**, 228 (1926).
74. — Untersuchungen über die Resistenz des Hämoglobins des Menschenblutes mit besonderer Berücksichtigung des Säuglingsalters. Z. exper. Med. **48**, 472 (1926).
75. — Vergleichende Untersuchungen über die Hämoglobinresistenz bei jungen Tieren. Arch. Kinderheilk. **83**, 161 (1928).
76. — u. K. Breitländer: Klinischer und experimenteller Beitrag zur Frage der Hämoglobinresistenz. Mitt. Grenzgeb. Med. u. Chir. **40**, 67 (1927).
77. — u. H. Schulte: Weitere Studien zur Hämoglobinresistenz im Säuglingsalter. Jb. Kinderheilk. **112**, 56 (1926).
78. Block, R. J.: The basic amino acids of three crystalline mammalian hemoglobins. J. of Biol. Chem. **105**, 663 (1934).
79. Bohr, Chr.: Ueber die Verbindung des Hämoglobins mit Sauerstoff. Skand. Arch. Physiol. (Lpz.) **3**, 76 (1892).

80. Boor, A. K., and L. Hektoen: Preparation and antigenic properties of carbonmonoxide hemoglobin. J. Infect. Dis. **46**, 1 (1930).
81. Borinski, P.: Gesundheitsschädliche Stempelfarben. Dtsch. med. Wschr. **1921**, 1526.
82. Brandenburg, R. O., and H. L. Smith: Sulfhemoglobinemia: A study of 62 clinical cases. Amer. Heart J. **42**, 582 (1951).
83. Brander, T.: Mikrocephalus und Tetraplegie bei einem Kinde nach Kohlenmonoxydvergiftung der Mutter während der Schwangerschaft. Acta paediatr. (Stockh.) **28**, Suppl. 1, 123 (1940).
84. Breinl, F., u. F. Haurowitz: Chemische Untersuchung des Präzipitates aus Hämoglobin und Anti-Hämoglobin-Serum und Bemerkungen über die Natur der Antikörper. Z. physiol. Chem. **192**, 45 (1930).
85. Breslau: Vier weitere Beiträge zur Gynäkologie und Geburtshülfe. IV. Mschr. Geburtsk. **13**, 449 (1859).
86. Brinkman, R., A. Wildschut and A. Wittermans: On the occurence of two kinds of haemoglobin in normal human blood. J. of Physiol. **80**, 377 (1934).
87. — and J. H. P. Jonxis: The occurrence of several kinds of haemoglobin in human blood. J. of Physiol. **85**, 117 (1935).
87a. — — Alkaline resistance and spreading velocity of foetal and adult types of mammalian haemoglobin. J. of Physiol. **88**, 162 (1937).
88. Brooks, J.: The oxidation of haemoglobin to methaemoglobin by oxygen. Proc. Roy. Soc. (Lond.) B, **109**, 35 (1932).
89. — The oxidation of haemoglobin to methaemoglobin by oxygen. II. Proc. Roy. Soc. (Lond.) B, **118**, 560 (1935).
90. — The oxidation of haemoglobin to methaemoglobin by oxygen. J. of Physiol. **107**, 332 (1948).
91. Brugsch, J.: Hämoglobin, der rote Blutfarbstoff. Leipzig: Georg Thieme 1951.
92. Buckmaster, G. A.: The pseudo-peroxydase reaction between haemoglobin, its derivates and the leucobase of malachite green. J. of Physiol. **37**, XI P (1908).
93. Büch, O.: Massenvergiftung durch Natriumnitrit. Slg. Verg.fälle Arch. Toxikol. **14**, 53 (1952).
94. Büchner, F.: Zur Biologie und Pathologie der Entwicklung. Med. Klin. **1952**, 605.
95. — H. Rübsaamen u. H. Naujoks: Mißbildungen am Hühnerkeim nach kurzfristigem Sauerstoffmangel in der Frühentwicklung. Naturwiss. **40**, 276 (1953).
96. Butterfield, E. E.: Über die Lichtextinktion, das Gasbindungsvermögen und den Eisengehalt des menschlichen Blutfarbstoffes in normalen und krankhaften Zuständen. Z. physiol. Chem. **62**, 173 (1909).
97. Campbell, W. A. B.: Methaemoglobinaemia due to nitrates in well-water. Brit. Med. J. No. 4780, 371—373 (1952).
98. Carlyle, A.: An integration of the total oxygen consumption of the sheep foetus from that of the tissues. J. of Physiol. **107**, 355 (1948).
99. Chance, B.: The kintics of the enzyme-substrate compound of peroxidase. J. of Biol. Chem. **151**, 553 (1943).
100. — The properties of the enzyme-substrate compounds of horseradish and lactoperoxidase. Science (Lancaster, Pa.) **109**, 204—208 (1949).
101. — The properties of the enzyme-substrate compounds of peroxidase and peroxides. I. Arch. of Biochem. **21**, 416 (1949).
102. — The properties of the enzyme-substrate compounds of horseradish peroxidase and peroxides. III. Arch. of Biochem. **24**, 389 (1949).

103. Chance, B.: The properties of the enzyme-substrate compounds of horseradish and peroxides. IV. Arch. of Biochem. **24**, 410 (1949).
104. Charnass, D.: Spektrochemische Blutuntersuchung. Abderhaldens Handbuch der biologischen Arbeitsmethoden, Abt. 4, Teil 4, S. 1109, 1927.
105. Chernoff, A. J.: Immunologic studies of hemoglobins. I. The production of antihemoglobin sera and their immunologic characteristics. Blood 8, 399 (1953).
106. — Immunologic studies of hemoglobins. II. Quantitative percipitin test using anti fetal hemoglobin sera. Blood 8, 413 (1953).
107. — u. K. Singer: Studies on abnormal hemoglobins. IV. Persistence of fetal hemoglobin in the erythrocytes of normal children. Pediatrics **9**, 469 (1952).
108. Cheymol, J.: Altitude, âge et résistence à l'anoxémie. Bull. Soc. Chim. biol. (Paris) **24**, 380 (1942).
109. Chilcote, M. E., and A. E. O'Dea: Lyophilized carbonylhemoglobin as a colorimetric hemoglobin standard. J. of Biol. Chem. **200**, 117 (1953).
110. Choremis, C., B. Kiriakides et L. Zannou: Méthémoglobinémie chez un nourrisson de 34 jours par des nitrates d'eau de puits. Arch. franç. Pédiatr. **9**, 169—171 (1952).
111. Cohn, E. J.: Physicochemical methods of characterizing proteins. VII. J. of Biol. Chem. **63**, Proc. XV (1925).
112. — The physical chemistry of the proteins. Physiol. Rev. **5**, 349 (1925).
113. Cohnstein, J., u. N. Zuntz: Untersuchungen über das Blut, den Kreislauf und die Athmung beim Säugethier-Fötus. Pflügers Arch. **34**, 173 (1884).
114. — — Weitere Untersuchungen zur Physiologie des Säugetier-Fötus. Pflügers Arch. **42**, 342 (1888).
115. Comly, H. H.: Cyanosis from nitrates in well water. J. Amer. Med. Assoc. **129**, 112—116 (1945).
116. Committee on sanitary engineering and environment of the national research council. Nitrates in well water and methemoglobinemia in infants. Amer. J. Publ. Health **40**, 866—867 (1950).
117. Conant, J. B.: An electrochemical study of hemoglobin. J. of Biol. Chem. **57**, 401 (1923).
118. — and L. F. Fieser: A method for determining methemoglobin in the presence of its cleavage products. J. of Biol. Chem. **62**, 623 (1924).
118a. — — Methemoglobin. J. of Biol. Chem. **62**, 595 (1924).
119. — and N. D. Scott: The so called oxygen content of methemoglobin. J. Biol. Chem. **69**, 575 (1926).
119a. — — The adsorption of nitrogen by hemoglobin. J. of Biol. Chem. **68**, 107 (1926).
120. Cornblath, M., and A. F. Hartmann: Methemoglobinemia in young infants. J. of Pediatr. **33**, 421—425 (1948).
121. Cox, W. W., and W. B. Wendel: The normal rate of reduction of methemoglobin in dogs. J. of Biol. Chem. **143**, 331—340 (1942).
122. Crawford, S. E., A. E. Moon, T. C. Panos and C. A. Hooks: Methemoglobinemia associated with pyridium administration. J. Amer. Med. Assoc. **146**, 24 (1951).
123. Cutillo, S.: Boll. Soc. ital. Biol. sper. **28**, 130 (1952); zit. n. Roques u. Prailauné.
124. Cyran, W.: Das rote Blutbild bei reifen Neugeborenen. Z. Geburtsh. **136**, 311—324 (1952).
125. Czoboly, Z.: Persönliche Mitteilung 1953.

126. v. Czyhlarz, E. u. O. v. Fürth: Über tierische Peroxydasen. Beitr. chem. Physiol. **10**, 358—389 (1907).
127. Darling, R. C., and F. J. W. Roughton: The effect of methemoglobin on the equilibrium between oxygen and hemoglobin. Amer. J. Physiol. **137**, 56 (1942).
128. — C. A. Smith, E. Asmussen and F. M. Cohen: Some properties of human fetal and maternal blood. J. Clin. Invest. **20**, 739 (1941).
129. Darrow, Ruth, R., Soph. Nowakovsky and M. H. Austin: Specifity of fetal and of adult human hemoglobin precipitates. Arch. of Path. **30**, 873—880 (1940).
130. Delory, G. E., L. G. Israels and F. D. White: The role of the foetal haemoglobin in the aetiology of jaundice of the newborn. Canad. J. Res. (Sect. E) **28**, 238—244 (1950).
131. Demees, O.: Hémolyse et Antihémoglobine. Cellule **24**, 423 (1907).
132. Dickman, S. R., and J. H. Moncrief: Primary amide groups of human hemoglobin. Proc. Soc. Exper. Biol. a. Med. **77**, 631 (1951).
133. Diemair, W., u. H. Häuser: Zur Kenntnis der Peroxydasen. Z. anal. Chem. **122**, 12—24 (1941).
134. Dollinger, A.: Über perorale Vergiftung durch Nitrobenzol bzw. Anilin bei Neugeborenen. Mschr. Kinderheilk. **97**, 91—93 (1949).
135. Douglas, C. G., J. S. Haldane and J. B. S. Haldane: The law of combination of haemoglobin with carbon monoxide and oxygen. J. of Physiol. **44**, 275 (1912).
136. Downs, E. F.: Cyanosis of infants caused by high nitrate concentrations in rural water-supplies. A review of recent literature. Bull. World Health Org. **3**, 165—169 (1950).
137. Drabkin, D. L.: Crystallographic and optical properties of human hemoglobin. A proposal for the standardisation of hemoglobin. Amer. J. Med. Sci. **209**, 268—270 (1945).
138. — Spectrophotometrie studies. XIV. J. of Biol. Chem. **164**, 703 (1946).
139. — Distribution and metabolic aspects of derivatives of iron protoporphyrin. Federat. Proc. **7**, 483 (1948).
140. — Aspects of the oxygenation and oxidation functions. "Haemoglobin" Symposium. London: Butterworth's Sci. Publ. 1949.
141. — A simplified technique for large scale crystallisation of human oxyhemoglobin. Isomorphous transformations of hemoglobin and myoglobin in the crystalline state. Arch. of Biochem. **21**, 224 (1949).
142. — and J. H. Austin: Spectrophotometric studies II. J. of Biol. Chem. **112**, 51 (1935—36).
143. — — Spectrophotometric studies V. J. of Biol. Chem. **112**, 105 (1935—36).
144. — and C. F. Schmidt: Spectrophotometrie studies. XII. J. of Biol. Chem. **157**, 69 (1945).
145. Drescher, H., u. W. Künzer: Die Hämoglobintypen des Neugeborenen. Arch. Gynäk. **182**, 698 (1953).
146. Dreyfus, J. C., G. Schapira et J. Kruh: Fractionnement des hématies selon leur âge. Centrifugation d'hématies marquées par le fer radioactif. C. r. Soc. Biol. (Paris) **144**, 792 (1950).
147. Druckrey, H., u. F. Linneweh: Methämoglobinbildung durch Anilin in Wäsche-Stempeln. Slg. Verg.fälle Arch. Toxikol. **11**, 37 (1940).
147a. Druckrey, H., P. Danneberg, K. Kaiser, J. Fromme u. H. Schneider: Zur Methodik der Hämoglobin-Bestimmung. Biochem. Z. **322**, 535 (1952).

148. DUDLEY, H. W., and C. L. EVANS: A method for the preparation and recrystallisation of oxyhaemoglobin. Biochemic. J. **15**, 487 (1921).
149. EASTMAN, N. J., E. M. K. GEILING and A. M. DE LAWDER: Foetal blood studies. IV. Bull. Hopkins Hosp. **53**, 246—254 (1933).
150. EDER, H. A., C. FINCH, and R. W. MCKEE: Congenital methemoglobinemia. A clinical and biochemical study of a case. J. Clin. Invest. **28**, 265—272 (1949).
151. EGGLETON, PH., and G. FEGLER: The oxidation of oxyhaemoglobins from different animal species. Quart. J. Exper. Physiol. **37**, 85—89 (1952).
151a. — — Reduced glutathione and spontaneous methaemoglobin formation in haemolysates. Quart. J. Exper. Physiol. **37**, 163—173 (1952).
152. ERBSLÖH, J.: Anilin-Vergiftung durch Stempelfarben bei Neugeborenen. Slg. Verg.fälle Arch. Toxikol. **14**, 321 (1953).
153. ERNSTING, J., and R. J. STREPHARD: Respiratory adaptions in congenital heart disease. J. of Physiol. **112**, 332 (1951).
154. ETTELDORF, J. N.: Methylen blue in the treatment of methemoglobinemia in premature infants caused by marking ink. J. of Pediatr. **38**, 24—27 (1951).
155. EWER, H.: Ungewöhnliche Ursache gehäufter Fälle von Nitrobenzolvergiftung bei Säuglingen. Dtsch. med. Wschr. **1920**, 1078.
156. EWING, M. C., and R. M. MAYON-WHITE: Cyanosis in infancy from nitrates in drinking water. Lancet **1951 I**, 931—934.
157. FAUCETT, R. L., and H. C. MILLER: Methaemoglobinemia occurring in infants fed milk diluted with well water of high nitrate content. J. of Pediatr. **29**, 593—596 (1946).
158. FAXÉN, N.: The red blood picture in healthy infants. Acta paediatr. (Stockh.) **19**, Suppl. I (1937).
159. FEGLER, G.: Intracorpuscular methaemoglobin formation and its relation to the rate of oxygen release. Quart. J. Exper. Physiol. **34**, 263—278 (1948).
160. — Spontaneous intracorpuscular inactivation and reactivation of haemoglobin. Quart. J. Exper. Physiol. **34**, 243—261 (1948).
161. — Methaemoglobin formation in dilute solutions of lacked erythrocytes and its inhibition by the "stroma factor". J. of Physiol. **115**, 123 (1951).
162. FERGUSON, J. K. W., and F. J. W. ROUGHTON: The direct chemical estimation of carbamino compounds of CO_2 with haemoglobin. J. of Physiol. **83**, 68—86 (1935).
163. — — The chemical relationship and physiological importance of carbamino compounds of CO_2 with haemoglobin. J. of Physiol. **83**, 87—102 (1935).
164. FERRANT, M.: Deux cas de méthémoglobinémie chez des nourrissons. Acta paediatr. belg. (Brüssel) **1**, 17—29 (1946).
165. — et G. HELDERWEIRT: Méthémoglobinémie du jeune nourrisson par nitrates d'eau de puits. Arch. franç. Pédiatr. **8**, 255—264 (1951).
166. FERRY, R. M.: Studies in the chemistry of hemoglobin. J. of Biol. Chem. **57**, 819 (1923).
167. — and A. A. GREEN: Studies in the chemistry of hemoglobin. III. J. of Biol. Chem. **81**, 175 (1929).
168. FINCH, C. A.: Methemoglobinemia and sulfhemoglobinemia. New Engl. J. Med. **239**, 470 (1948).
169. FINKELSTEIN, H.: Säuglingskrankheiten. New York-Amsterdam-London-Brüssel: Elsevier Publ. Comp. 1938.
170. FISCHER, H., u. H. Orth: Chemie des Pyrrols. Leipzig: Akad. Verlagsges. 1937.
171. FOSTER, G. L.: Some amino acid analyses of hemoglobin and β-Lactoglobulin. J. of Biol. Chem. **159**, 431—438 (1945).

172. Fox, H. M.: Carbon monoxide affinity of chlorocruorin and haemoglobin Nature (Lond.) **162**, 20 (1948).

173. Funke, O.: Neue Beobachtungen ueber die Krystalle des Milzvenen- und Fisch-Blutes. Z. ration. Med. N. F. **2**, 198 (1852).

174. — Ueber Blutkrystallisation. J. prakt. Chem. **56**, 193 (1852).

175. — Ueber Blutkrystallisation. Z. ration. Med. N. F. **2**, 288 (1852).

176. Gajdos, M. A.: Les hémoglobines anormales au cours de certaines leucémies. Presse méd. **61**, 139 (1953).

177. Gardikas, C., D. G. Scott and J. F. Wilkinson: Observations ons foetal haemoglobin. Arch. Dis. Childh. **28**, 38 (1953).

178. Gasul, B. M., E. H. Fell, R. Casas and R. Pereiras: Congential methemoglobinemia simulating tricuspidal atresia. Report of a case. J. Amer. Med. Assoc. **149**, 258—260 (1952).

179. Geiger, Alex.: The isolation by cataphoresis of two different oxyhaemoglobins from the blood of some animals. Proc. Roy. Soc. (Lond.) B, **107**, 368—380 (1931).

180. George, P., and C. J. Stratman: The oxidation of myoglobin to metmyoglobin by oxygen. I. Biochemic. J. **51**, 103—108 (1952).

181. — — The oxidation of myoglobin to metmyoglobin by oxygen. II. Biochemic. J. **51**, 418—425 (1952).

182. Gergely, K.: Primärer, aliphatischer Aminostickstoffgehalt des Oxyhämoglobins verschiedener Tierarten. Biochem. Z. **283**, 229 (1936).

183. German, B., and J. Wyman jr.: The titration curves of oxygenated and reduced hemoglobin. J. of Biol. Chem. **117**, 533 (1937).

184. Ghiringhelli, L., e C. Molina: La metemoglobinemia nell intossicazione acuta da anilina nell'animale da esperimento e nell'uomo. Suoi rapporti colla cianosi, l'anemia dei corpi di Heinz. Med. Lav. **42**, 125—136 (1951).

185. Gibson, G. H., and D. C. Harrison: Haemoglobin-methaemoglobin mixtures. Nature (Lond.) **162**, 258 (1948).

186. Godt, E.: Diss. Freiburg (in Vorbereitung).

187. Goluboff, N.: Methaemoglobinaemia in an infant. Canad. Med. Assoc. J. **58**, 601 (1948).

188. Goodman, M., and D. H. Campbell: Differences in antigenic specifity of human normal adult, fetal and sickle cell hemoglobin. Blood **8**, 422 (1953).

189. Granick, S.: The chemistry and functioning of the mammalian erythrocyte. Blod **4**, 404—441 (1949).

190. Grassmann, W., H. Kraut, H. Müller, Th. Ploetz, T. Thunberg, J. Trupke, R. Weidenhagen u. Ä. Weischer: Enzyme. In B. Flaschenträger, E. Lehnartz: Physiol. Chem. I. Die Stoffe. Berlin-Göttingen-Heidelberg: Springer-Verlag 1951.

191. Green, Arda A.: Studies in the physical chemistry of the proteins. VIII. J. of Biol. Chem. **93**, 495 (1931).

192. — E. J. Cohn and M. H. Blanchard: Studies in the physical chemistry of the proteins. XII. J. of Biol. Chem. **109**, 631 (1935).

193. Greenberg, L. A., D. Lester and H. W. Haggard: The reaction of hemoglobin with nitrite. J. of Biol. Chem. **151**, 665 (1943).

194. Greinacher, I., E. Greinacher u. K. Betke: Spektrophotometrische Untersuchungen im Infrarot an fetalem und bleibendem Blutfarbstoff des Menschen. Naturwiss. **40**, 588 (1953).

195. Grinstein, M., M. D. Kamen and C. V. Moore: The utilisation of glycine in the biosynthesis of hemoglobin. J. of Biol. Chem. **179**, 359—364 (1949).

196. GUTFREUND, H.: The osmotic pressure of haemoglobin in strong salt solutions. "Haemoglobin"-Symposium. London: Butterworth's Sci. Publ. 1949.

197. GUTMANN, H. R., B. J. JANDORF and O. BODANSKY: The role of pyridine nucleotides in the reduction of methemoglobin. J. of Biol. Chem. **169**, 145 (1947).

198. GYÖRGY, P., T. BREHME u. M. B. BRAHDY: Über Stoffwechseleigentümlichkeiten des wachsenden Organismus. Jb. Kinderheilk. **118**, 178 (1927).

199. — W. KELLER u. T. BREHME: Nierenstoffwechsel und Nierenentwicklung. Biochem. Z. **200**, 356 (1928).

200. HALDANE, J.: A contribution to the chemistry of haemoglobin and its immediate derivates. J. of Physiol. **22**, 298 (1897—1898).

201. HALL, F. G.: A spectroscopic method for the study of haemoglobin in dilute solutions. J. of Physiol. **80**, 502 (1934).

202. — A spectroscopic comparison of foetal and maternal blood of the rabbit and goat. J. of Physiol. **82**, 33 (1934).

202a.— Haemoglobin function in the developing chick. J. of Physiol. **83**, 222 (1935).

203. HALLERVORDEN, J.: Über eine Kohlenoxydvergiftung im Fetalleben mit Entwicklungsstörung der Hirnrinde. Allg. Z. Psychiatr. **124**, 289 (1949).

204. HARI, P.: Beiträge zur Lichtabsorption des Oxyhämoglobins. Biochem. Z. **82** 229—281 (1917).

205. HARNISCHFEGER, E., u. E. OPITZ: Über den Cytochromgehalt verschiedener Kaninchenorgane nach Höhenanpassung. Pflügers Arch. **252**, 627—635 (1950).

206. HARTRIDGE, H.: Heat coagulation of haemoglobin compounds. J. of Physiol. **44**, 34 (1912).

207. — The action of various conditions on carbon monoxide haemoglobin. J. of Physiol. **44**, 22 (1912).

208. — and F. D. W. ROUGHTON: The kinetics of haemoglobin. II. Proc. Roy. Soc. (Lond.) A, **104**, 395 (1923).

209. — — The kinetics of haemoglobin. III. Proc. Roy. Soc. (Lond.) A, **107**, 654 (1925).

210. — — The rate of distribution of dissolved gases between the red blood corpuscle and its fluid environment. J. of Physiol. **62**, 232 (1926—27).

211. HASELHORST, G.: Über den Gasstoffwechsel des Kindes während des intrauterinen Lebens. Arch. Gynäk. **144**, Kongreßber. **2**, T., 558 (1931).

212. — u. K. STROMBERGER: Über den Gasgehalt des Nabelschnurblutes vor und nach der Geburt des Kindes und über den Gasaustausch in der Placenta. Z. Geburtsh. **98**, 49 (1930).

213. — — Über den Gasgehalt des Nabelschnurblutes vor und nach der Geburt des Kindes und über den Gasaustausch in der Placenta. II. Mitteilung. Z. Geburtsh. **100**, 48—70 (1931).

214. HASTINGS, A. B., D. D. VAN SLIKE, J. M. NEILL, M. HEIDELBERGER and C. R. HARRINGTON: The acid properties of reduced and oxygenated hemoglobin. J. of Biol. Chem. **60**, 89 (1924).

215. HATZ, F., u. E. BERGER: Veränderungen des Hämoglobins Neugeborener durch Rhesus-Antikörper. Ann. paediatr. (Basel) **180**, 22 (1953).

216. HAUROWITZ, F.: Zur Chemie des Blutfarbstoffes. 3. Mitt. Zur Kenntnis des Methämoglobins und seiner Derivate. Z. physiol. Chem. **138**, 68—99 (1924).

217. — Zur Chemie des Blutfarbstoffes. 7. Mitt. Über das Verhalten der prostetischen Gruppe in verschiedenen Lösungsmitteln. Z. physiol. Chem. **169**, 235 (1927).

218. HAUROWITZ. F.: Zur Chemie des Blutfarbstoffes. 11. Mitt. Über das Hämoglobin des Menschen. Z. physiol. Chem. **186**, 141 (1930).
219. — Über die Darstellung von Methämoglobin, über Fluorhämoglobin, über Papainspaltung von Hämoglobin und über das Hämoglobin bei perniciöser Anämie. Z. physiol. Chem. **194**, 98—106 (1931).
220. — Über Globin und seine hämaffine Gruppe. Z. physiol.Chem. **232**, 146 (1935).
221. — Die Hämoglobine des Menschen. Z. physiol. Chem. **232**, 125 (1935).
222. — Das Gleichgewicht zwischen Hämoglobin und Sauerstoff. Z. physiol. Chem. **254**, 266 (1938).
223. — The bond between Haem and Globin. "Haemoglobin"-Symposium. London: Butterworth's Sci. Publ. 1949.
224. — Hemoglobin, Anhydrohemoglobin and Oxyhemoglobin. J. of Biol. Chem. **193**, 442 (1951).
225. HAVEMANN, R.: Das Redox-Potential Methämoglobin-Hämoglobin. Biochem. Z. **314**, 118—137 (1943).
226. — u. W. HEUBNER: Über das Hämoglobin-Methämoglobin-Redoxsystem. Bemerkungen zu gleichnamigen Untersuchungen von OTTO SCHMIDT. Biochem. Z. **299**, 222 (1938).
227. — F. JUNG u. B. v. ISSEKUTZ: Die Bestimmung von Methämoglobin im Blute mit dem lichtelektrischen Kolorimeter. Biochem. Z. **301**, 116 (1939).
227a.— u. K. WOLFF: Über das Redoxpotential Methämoglobin-Hämoglobin. I. Biochem. Z. **293**, 399—404 (1937).
228. HAVINGA, E., and H. A. ITANO: Electrophoretic studies of globins prepared from normal adult and sickle cell hemoglobins. Proc. Nat. Acad. Sci. USA **39**, 65 (1953).
229. HEIDELBERGER, M., and K. LANDSTEINER: On the antigenic properties of hemoglobin. J. of Exper. Med. **38**, 561 (1923).
230. HEILMEYER, L.: Medizinische Spektrophotometrie. Jena: Gustav Fischer 1933.
231. — u. H. BEGEMANN: Handbuch der Inneren Medizin. Band II. Blut und Blutkrankheiten. Berlin-Göttingen-Heidelberg: Springer-Verlag 1951.
232. — u. J. v. MUTIUS: Über die Bestimmung des Hämoglobins als Oxyhämoglobin, reduziertes Hämoglobin und Hämatin. Dtsch. Arch. klin. Med. **182**, 164 (1938).
233. — u. A. SUNDERMANN: Gasbindungsvermögen, Eisengehalt und spektrophotometrische Konstanten von reinem, durch Elektrodialyse gewonnenem Hämoglobin, sowie von Vollblut als Grundlagen zur Eichung von Hämometern. Dtsch. Arch. klin. Med. **178**, 397 (1936).
234. HEKTOEN, L., and K. SCHULHOF: On specific erythroprecipitins (hemoglobin precipitins?). J. Infect. Dis. **31**, 32 (1922).
235. — — On specific erythroprecipitins (hemoglobin precipitins?). II. J. Infect. Dis. **33**, 224 (1923).
236. — — Is the antigene action of hemoglobin due to globin? J. Infect. Dis. **41**, 476 (1927).
237. HELWIG, H. L., and D. M. GREENBERG: Studies on the metabolism of iron-containing proteins with radioactive carbon and iron. J. of Biol. Chem. **198**, 703—712 (1952).
238. HENRIQUES, O. M.: Die Bindungsweise des Kohlendioxyds im Blute. I.—V. vorläufige Mitteilung. Biochem. Z. **200**, 1 (1928).
239. — Über Carbhämoglobin. Erg. Physiol. **28**, 625 (1929).
240. — On the carbon dioxide compounds in hemoglobin solutions. J. of Biol. Chem. **92**, 1 (1931).

241. Hentschel, H.: Über allgemeine Wachstumshemmung durch experimentelle Beeinflussung des Kohlehydratabbaues. Klin. Wschr. **1928**, 1086.
242. — Über Unterschiede des pränatal und postnatal entstandenen Blutfarbstoffes bei Mensch und Tier. Münch. med. Wschr. **1928**, 1237.
243. Hernandez, R.: Intoxicación por nitrobenceno. Rev. Chil. Pediatr. **19**, 349 bis 351 (1948).
244. Herriot, R. M.: Solubility method of analysis. Federat. Proc. **7**, 479 (1948).
245. Hertz, C. W.: Zur Entstehung der Cyanose bei angeborenen Herzfehlern. Klin. Wschr. **1951**, 15.
246. Heubner, W., M. Kiese, M. Stuhlmann u. W. Schwartzkopff-Jung: Der Hämiglobingehalt normalen Blutes. Arch. exper. Path. u. Pharmakol. **204**, 313—322 (1947).
247. Hill, A. V.: The possible effects of the aggregation of the molecules of haemoglobin on its dissociation curves. J. of Physiol. **40**, IV (1910).
248. — The combinations of haemoglobin with oxygen and carbon monoxide, and the effects of acid and carbon dioxide. Biochemic. J. **15**, 577 (1921).
249. Hill, R.: Oxygen dissociation curves of muscle haemoglobin. Proc. Roy. Soc. (Lond.) B, **120**, 472 (1936).
250. — and H. P. Wolvekamp: The oxygen dissociation curve of haemoglobin in dilute solution. Proc. Roy. Soc. (Lond.) B, **120**, 484 (1936).
251. Hitzenberger, K., u. F. Tuchfeld: Physikalisch-chemische Verhältnisse des Blutes bei symptomatischer Polyglobulie. Z. klin. Med. **113**, 576—598 (1930).
252. Hoch, H.: The steady state, a test for electrophoretic homogeneity. Biochemic. J. **46**, 199—207 (1950).
253. Hofmeister, F.: Zur Lehre von der Wirkung der Salze. Zweite Mitteilung: Über Regelmäßigkeiten in der eiweißfällenden Wirkung der Salze und ihre Beziehung zum physiologischen Verhalten derselben. Arch. exper. Path. u. Pharmakol. **24**, 247 (1888).
254. Hoppe, F.: Über die Einwirkung des Kohlenoxydgases auf das Hämatoglobulin. Virchows Arch. **11**, 288 (1857);
255. — Über die Einwirkung des Kohlenoxydgases auf das Blut. Virchows Arch. **13**, 104 (1858).
256. — Über das Verhalten des Blutfarbstoffes im Spektrum des Sonnenlichtes. Virchows Arch. **23**, 446 (1862).
257. Hoppe-Seyler, F.: Über die chemischen und optischen Eigenschaften des Blutfarbstoffes. Zweite Mitteilung. Virchows Arch. **29**, 233 (1864).
258. — Über die chemischen und optischen Eigenschaften des Blutfarbstoffes. Dritte Mitteilung. Virchows Arch. **29**, 597 (1864).
259. — Beiträge zur Kenntnis des Blutes des Menschen und der Wirbelthiere. Med.-chem. Untersuchungen H. **2**, 169 (1867); H. **3**, 366 (1868); H. **4**, 523 (1871).
260. Hosoya, T.: Persönliche Mitteilung 1952.
261. Howarth, B. E.: Epidemie of aniline methaemoglobinaemia in newborn babies. Lancet **1951 I**, 934—935.
262. Hsia, D. Yi-Yung, F. H. Allen, L. K. Diamond and S. S. Gellis: Serum bilirubin levels in the newborn infant. J. of Pediatr. **42**, 277 (1953).
263. Hüfner, G.: Neue Versuche zur Bestimmung der Sauerstoffcapacität des Blutfarbstoffes. Arch. f. Anat. **1894**, 130—176.
263a.— u. E. Gansser, E.: Über das Molekulargewicht des Oxyhämoglobins. Arch. f. Anat. **1907**, 209.
264. Hünefeld, F. L.: Der Chemismus in der thierischen Organisation. Leipzig: Brockhaus 1840.

265. HUGGETT, ST. G.: Foetal blood-gas tensions and gas transfusion through the placenta of the goat. J. of Physiol. **62**, 373 (1926—27).
266. JAQUET, A.: Elementaranalyse des Hundeblut-Hämoglobins. Z. physiol. Chem. **12**, 285 (1888).
267. — Beiträge zur Kenntnis des Blutfarbstoffes. Z. physiol. Chem. **14**, 289 (1890).
268. JAYLE, M. F.: Etude comparative de l'action catalytique des peroxydases végétales et de l'hémoglobine. Bull. Soc. Chim. biol. (Paris) **21**, 14—47 (1939).
269. — Sur la constitution, le mécanisme d'action, le rôle biologique des peroxydases et des catalases. Bull. Soc. Chim. biol. (Paris) **23**, 163 (1941).
270. — Evaluation moléculaire de l'haptoglobine par une réaction enzymatique de peroxydation. C. r. Acad. Sci. (Paris) **211**, 574—576 (1940).
271. — G. BOUSSIER et J. BADIN: Electrophorèse de l'haptoglobine et de son complexe hémoglobinique. Bull. Soc. Chim. biol. (Paris) **34**, 1063 (1952).
272. INOKO, Y.: Einige Bemerkungen über phosphorhaltige Blutfarbstoffe. Z. physiol. Chem. **18**, 57 (1894).
273. JOHNSON, C. A., and W. B. BRADLEY: Preparation and antigenic properties of globins from hemoglobins of different species. J. Infect. Dis. **57**, 70 (1935).
274. JONGBLOED, J.: Spectrophotometer investigation into the differences between foetal and maternal haemoglobin in man. J. of Physiol. **92**, 229 (1938).
275. JONXIS, J. H. P.: Das Vorkommen fetalen Hämoglobins beim jungen Säugling (Holländisch). Mschr. Kindergeneesk. **6**, 356—373 (1937); zit. nach Zbl. Kinderheilk. **34**, 108 (1938).
276. — On the spreading of different haemoglobins, muscle haemoglobins and cytochrome c. Biochemic. J. **33**, 1743 (1939).
277. — Foetal haemoglobin and erythroblastosis. Nature (Lond.) **161**, 850 (1948).
278. — Foetal haemoglobin and Rh-antagonismus. "Haemoglobin" Symposium. London: Butterworth's Sci. Publ. **1949**.
279. — and S. K. WADMAN: A foetal form of myoglobin. Nature (Lond.) **169**, 884—886 (1952).
280. JOPE, E. M.: The ultraviolet spectral absorption of haemoglobins inside and outside the red blood cell. "Haemoglobin" Symposium. London: Butterworth's Sci. Publ. 1949.
281. — and J. R. P. O'BRIEN: Crystallisation and solubility studies on human adult and foetal haemoglobin. "Haemoglobin" Symposium. London: Butterworth's Sci. Publ. 1949.
282. JOPPICH, G.: Knochenmarksuntersuchungen bei der Frühgeburtenanämie. Mschr. Kinderheilk. **96**, 15 (1948).
283. ITANO, H. A.: A third abnormal hemoglobin associated with hereditary hemolytic anemia. Proc. Nat. Acad. Sci. USA **37**, 775 (1951).
284. — Human hemoglobin. Science (Lancaster Pa.) **117**, 89 (1953).
284a.— Qualitative and quantitative control of adult hemoglobin synthesis. A multiple allele hypothesis. J. Human. Genet. **5**, 34 (1953).
285. — and J. V. NEEL: New inherited abnormality of human hemoglobin. Proc. Nat. Acad. Sci. USA **36**, 613 (1950).
286. JUNG, F.: Alter, hämolytische Resistenz und Methämoglobingehalt der Erythrocyten. Dtsch. Arch. klin. Med. **195**, 454 (1949).
287. — u. H. REMMER: Über die Umsetzung zwischen Nitrit und Hämoglobin. Arch. exper. Path. u. Pharmakol. **206**, 459—474 (1949).
288. KAGAN, B. M., B. MIRMAN, J. CALVIN and E. LUNDEEN: Cyanosis in premature infants due to aniline dye intoxication. J. of Pediatr. **34**, 574—578 (1949).

289. Kaiser, E.: Über den Schwefelgehalt verschiedener Eiweißkörper. Biochem. Z. **192**, 58 (1928).

290. Kaplan, E., W. W. Zuelzer and J. V. Neel: A new inherited abnormality of hemoglobin and its interaction with sickle cell hemoglobin. Blood **6**, 1240 (1951).

291. Karvonen, M. J.: A solubility study of foetal and adult sheep haemoglobin. "Haemoglobin" Symposium. London: Butterworth's Sci. Publ. 1949.

292. Keilin, D., and E. F. Hartree: Effect of drying upon the absorption spectra of haemoglobin and its derivates. Nature (Lond.) **170**, 161 (1952).

293. — — The combination between methaemoglobin and peroxides: Hydrogen peroxide and ethyl hydroperoxide. Proc. Roy. Soc. (Lond.) B, **117**, 1 (1935).

294. — and Y. L. Wang: Haemoglobin of gastrophilus larvae. Purification and properties. Biochemic. J. **40**, 855—866 (1950).

295. Kendrew, J. C.: Das fötale Hämoglobin. Endeavour 8, 80 (1949).

296. — and M. F. Perutz: A comparative x-ray study of foetal and adult sheep haemoglobin. Proc. Roy. Soc. (Lond.) A, **194**, 375 (1948).

297. Keys, A. B.: The carbon dioxide balance between the maternal and foetal bloods in the goat. J. of Physiol. **80**, 491 (1934).

298. Kiese, M.: Erhaltung des Blutfarbstoffes in funktionsfähigem Zustand. Klin. Wschr. **1946**, 81.

299. — Die Reduktion des Haemoglobins. IV. Mitt. Die katalytische Wirkung einiger Farbstoffe auf die Reduktion des Hämoglobins in roten Zellen. Arch. exper. Path. u. Pharmakol. **204**, 288—312 (1947).

300. — Die Reduktion des Hämiglobins. VI. Mitt. Arch. exper. Path. u. Pharmakol. **207**, 99—108 (1949).

301. — u. M. Soetbeer: Kinetik der Hämiglobinbildung. II. Mitt. Hämiglobinbildung durch Nitrit in vivo. Arch. exper. Path. u. Pharmakol. **207**, 437—445 (1949).

302. — — Kinetik der Hämiglobinbildung. I. Mitt. Hämiglobinbildung durch Phenylhydroxylamin in vivo. Arch. exper. Path. u. Pharmakol. **207**, 426 (1949).

303. — u. W. Schwartzkopff: Die Reduktion des Hämiglobins. III. Mitt. Reduktion des Hämiglobins und Stoffwechsel in roten Zellen. Arch. exper. Path. u. Pharmakol. **204**, 267—287 (1947).

304. Kjöllerfeldt, M.: Beitrag zur Kenntnis der Peroxydase des Blutes. Pflügers Arch. **172**, 335—366 (1918).

305. van Klaveren, K. H. L.: Über den von V. Arnold als „neutrales Hämatin" beschriebenen Farbstoff. Z. physiol. Chem. **33**, 293 (1901).

306. Kleinknecht, R.: Das Vorkommen der mittels Alkalidenaturierung unterscheidbaren Hämoglobintypen Hb_1, Hb_2 und Hb_3 im Säuglingsalter. Mschr. Kinderheilk. **101**, 360 (1953).

307. Klingenberg, H. G.: Der Kohlensäuretransport im Blut. Zugleich ein Beitrag zur Funktion der Carboanhydrase. Z. Biol. **103**, 337—348 (1950).

308. Klingmüller, G., u. M. Kiese: Der Einfluß partieller Hämiglobinbildung auf die Sauerstoffbindung des Blutfarbstoffes. Arch. exper. Path. u. Pharmakol. **208**, 195 (1949).

309. Knoll, W.: Die embryonale Blutbildung beim Menschen. Ber. St. Galler naturwiss. Ges. **73** (1950).

310. Körber, E.: Über Differenzen des Blutfarbstoffes. Diss. Dorpat 1866. — Zbl. med. Wiss. **1867**, 117.

311. Krogh, A.: On the combination of haemoglobin with mixtures of oxygen and carbonic oxide. Skand. Arch. Physiol. **23**, 217 (1910).
312. Krüger, F.: Über die ungleiche Resistenz des Blutfarbstoffs verschiedener Thiere gegen zersetzende Agentien. Z. Biol. N. F. **6**, 318—335 (1888).
313. v. Krüger, F.: Vergleichende Untersuchungen über die Resistenz des Hämoglobins verschiedener Tiere. Z. wiss. Biol. Abt. C **2**, 254—263 (1925).
314. — u. W. Gerlach: Untersuchungen über den Einfluß einmaliger Blutentziehungen auf die Resistenz des Hämoglobins. Z. exper. Med. **53**, 233 (1926).
315. — — Weitere Untersuchungen über den Einfluß von Blutentziehungen auf die Resistenz des Blutfarbstoffes. Z. exper. Med. **54**, 653 (1927).
316. Kruh, J.: Contribution à l'étude de la spécifité et du métabolisme de l'hémoglobin à l'aide de fer radioactif. Thèse de Sciences naturelles. Paris, 16. Jan. 1952.
317. — Recherches sur la biochimie de l'hémoglobine à l'aide de fer radioactif. IV. Bull. Soc. Chim. biol. (Paris) **34**, 778 (1952).
318. — J. C. Dreyfus et G. Schapira: Recherches sur la biochimie de l'hémoglobine à l'aide de fer radioactif. III. Bull. Soc. Chim. biol. (Paris) **34**, 773 (1952).
319. Kubowitz, F.: Kristallisiertes Hämoglobin aus menschlichem Blut (vorläufige Mitteilung). Z. ges. inn. Med. **3**, 501 (1948).
319a.— Über die Alkalidenaturierung von menschlichem Hämoglobin. Z. ges. Inn. Med. i. Druck.
320. Künzer, W.: Über den Blutfarbstoffwechsel gesunder Säuglinge und Kinder. Basel: S. Karger 1951. Bibliotheca pediatr. Fasc. 51.
321. — Untersuchungen zur Pathogenese der Anämisierung der Säuglinge im Verlaufe des ersten Trimenons. Klin. Wschr. **1951**, 61—62.
322. — Zur Mauserung fetaler Erythrocyten. Acta haematol. (Basel) **6**, 237 (1951).
323. — Die Anämisierungsvorgänge bei jungen Säuglingen. Verh. dtsch. Ges. inn. Med. 58. Kongr. 739—742 (1952).
324. — Zur Identifizierung des fetalen Hämoglobin. Z. Kinderheilk. **73**, 265 (1953).
325. — Zur Alkalidenaturierung von Kohlenoxydhämoglobin, Hämiglobin und Cyanhämiglobin. Klin. Wschr. **1953**, 585.
326. — u. G. Breuninger: Über das Auftreten alkaliresistenten Hämoglobins bei Kindern mit Anämien. Z. Kinderheilk. **71**, 415 (1952).
327. — u. H. Drescher: Persönliche Mitteilung 1953.
328. — u. Th. Künzer: Zur spontanen Hämiglobinbildung in Hämoglobinlösungen aus Erythrocyten des Blutes junger Säuglinge. Klin. Wschr. **1952**, 217.
329. — u. Th. Peters: Fetales Hämoglobin und Hämoglobinbestimmung über salzsaures Hämatin. Klin. Wschr. **1952**, 219.
330. — u. W. Savelsberg: Der Hämigehalt kindlichen Blutes. Klin. Wschr. **1951**, 648.
331. — u. D. Schneider: Zur Aktivität der reduzierenden Fermentsysteme in den Erythrocyten junger Säuglinge. Acta haematol. **9**, 346 (1953).
332. — J. Zanner u. H. Zeisel: Untersuchungen über den Blutfarbstoffwechsel bei Frühgeburten und seine Bedeutung für die Pathogenese der Frühgeburtenanämie. Z. Kinderheilk. **68**, 245—258 (1950).
332a.— E. Ambs u. D. Schneider: Zur Wirkung von Natriumnitrit auf Nabelschnurerythrocyten. Klin. Wschr. **1953**, 617.
333. Küster, F.: Die Pathogenese der Frühgeburtenanämie. Z. Kinderheilk. **65**, 591 (1948).

334. Küster, W.: Beiträge zur Kenntnis des Blutfarbstoffes. Z. physiol. Chem. **66**, 165 (1910).
335. — Individuelle Blutuntersuchungen. IV. Über das Entstehen der Hämine aus dem Hämoglobin A und über die Existenz zweier Hämoglobine Aa und Ab. Z. physiol. Chem. **151**, 56—85 (1926).
336. Kuhn, R., L. Birkofer u. F. W. Quakenbush: Jodometrische Titration von SH-Gruppen; Mikromethode zur Bestimmung von Cystein und Methionin in Proteinen. Ber. chem. Ges. **72**, I, 407 (1939).
337. — u. L. Brann: Über die Abhängigkeit der katalytischen und peroxydatischen Wirkung des Eisens von seiner Bindungsweise. Ber. chem. Ges. **59**, 2370 (1926).
338. — — Über die katalytische Wirksamkeit verschiedener Blutfarbstoffderivate. Z. physiol. Chem. **168**, 27 (1927).
338a. — D. B. Hand u. M. Florkin: Über die Natur der Peroxydase. Z. physiol. Chem. **201**, 255—266 (1931).
339. Kunde, F.: Ueber Krystallbildung im Blute. Z. ration. Med. N. F. **2**, 271 (1852).
340. Lambrechts, A., et H. Martin: Quelques données spectrales sur l'hémoglobine fétale et l'hémoglobine d'adulte chez l'homme. Bull. Soc. Chim. biol. (Paris) **33**, 565—568 (1951).
341. Landsteiner, K., and M. Heidelberger: Differentiation of oxyhemoglobin by means of mutual solubility tests. J. Gen. Physiol. **6**, 131—135 (1923).
341a.— L. G. Longsworth and J. van der Scheer: Electrophoresis experiments with egg albumins and hemoglobins. Science (Lancaster, Pa.) 88, 83 (1938).
342. Langley, F. A.: Haemopoesis and siderosis in the foetus and newborn. Arch. Dis. Childh. **26**, 64—75 (1951).
343. Larson, D. L., and H. M. Ranney: Filter paper electrophoresis of human hemoglobin. J. of Clin. Invest. **32**, 1070 (1953).
344. Lawrence, J. S., J. V. Neel and H. A. Itano: Hemolytic anemia presumably due to coexistence of the genes for thalassaemia and sickling. Trans. Assoc. Amer. Physiol. **65**, 203 (1952).
345. Leader, S. D.: Nitrobenzene poisoning. Arch. of Pediatr. **49**, 245 (1932).
346. Leblanc, A.: Contribution à l'étude de l'immunité acquise. Cellule **18**, 337 (1901).
347. Lecks, H. J.: Methemoglobinemia in infancy. Amer. J. Dis. Childr. **79**, 117—123 (1950).
348. — and J. Wolman: Fetal hemoglobin in the human: a review. Amer. J. Med. Sci. **219**, 284 (1950).
349. Leibson, R. G., I. Likhnitzky and M. G. Sax: Oxygen transport of the foetal and maternal blood during pregnancy. J. of Physiol. **87**, 97 (1936).
350. Lesser, E. J.: Über die Guajakreaktion des Blutes. Z. Biol. **49**, 571 (1907).
351. Lévy-Solal, E., P. Morin et A. Minkowski: Nouveau né. A propos de la postmaturité. Bull. Fédérat. Soc. Gynéc. **4**, 641 (1952).
352. Lewis, P. S.: The kinetics of protein denaturation. I. The effect of variation in the hydrogen ion concentration on the velocity of the heat denaturation of oxyhaemoglobin. Biochemic. J. **20**, 965 (1926).
352a.— The heat-denaturation of proteins. IV. The free basic and acidic groups of fresh and denatured haemoglobin. Biochemic. J. **21**, 46 (1927).
353. van der Linden, A. C.: De microbiologische aminozuurbepaling en haar toepassing bij de analyse van het menselijke globine op verschillende leeftijden. Chem. Weekbl. **46**, 714 (1950).

354. LIQUORI, A. M.: Presence of foetal haemoglobin in Cooley's anaemia. Nature (Lond.) **167**, 950—951 (1951).
355. — and F. BERTINOTTI: Ricerche chimico-fisiche sull'emoglobina del morbo di COOLEY. Ric. Sci. **21**, 1200—1209 (1951).
356. LITARCZEK, C., H. SLOBOZIANO, H. AUBERT et I. COSMULESCO: Sur l'affinité de l'hémoglobine pour l'oxygène, exprimé par la constante de dissociation de l'oxyhémoglobine, chez les nouveau-nés. C. r. Soc. Biol. (Paris) **104**, 710 (1930).
357. LOEWY, A., and L. W. FREEMAN: Physiologic icterus of the newborn. Amer. J. Physiol. **152**, 205—209 (1948).
358. LOUVAIN, F. M.: Methaemoglobinaemia. Two cases in newborn infants caused by nitrates in well water. J. of Pediatr. **29**, 585—592 (1946).
359. LYSTER, R. L. J., A. B. OTIS and P. J. W. ROUGHTON: The determination of the equilibrium constant of the four intermediate reactions of oxygen with haemoglobin. J. of Physiol. **115**, 16 P (1951).
360. MCCARTHY, E. F.: A comparison of foetal and maternal haemoglobins in the goat. J. of Physiol. **80**, 206 (1934).
361. — The oxygen affinity of human maternal and foetal haemoglobin. J. of Physiol. **102**, 55 (1943).
362. MACFARLANE, R. G., E. J. KING, J. D. P. WOOTTON and M. GILCHRIST: Determination of haemoglobin. III. Lancet **1948** I, 282.
363. MAGNANIMI, R.: Monographie Rom 1898. Zit. nach ZIEMKE.
364. MAGNUSSON, J. H.: Zur Kenntnis der Blutveränderungen bei Frühgeborenen mit besonderer Rücksicht auf die Entwicklung anämischer Zustände sowie ihre Therapie und Prophylaxe. Acta paediatr. (Stockh.) **18**, Suppl. 1 (1935).
365. MAIER, C., A. BÜHLMANN u. M. HOTZ: Die O_2-Dissoziationskurve bei Sulf- und Methämoglobinämien. Z. exper. Med. **118**, 105—108 (1951).
366. MARCUS, H., and J. R. JOFFE: Nitrate methemoglobinemia. New Engl. J. Med. **240**, 599—602 (1949).
367. MARESCH, R.: Über einen Fall von Kohlenoxydschädigung des Kindes in der Gebärmutter. Wien. med. Wschr. **1929**, **454**.
368. MARSHALL, J., and W. H. WELKER: The precipitation of colloids by means of aluminium hydroxyde. J. Amer. Chem. Soc. **35**, 820 (1913).
369. MARTINI, P., u. B. SCHULER: Spektralphotometrische Blutuntersuchungen. Die Veränderungen des Oxyhämoglobins unter dem Einfluß ultravioletter Strahlen. J. exper. Med. **83**, 211—220 (1932).
370. MARTISCHNIG, E., u. O. THALHAMMER: Über die Methämoglobinämie bei Säuglingen. Klin. Med. (Wien) **6**, 536 (1951).
371. MASING, E.: Über das Hämoglobin in normalen und pathologischen Zuständen. I. Teil. Lichtextinktion und Eisengehalt. Dtsch. Arch. klin. Med. **98**, 122 (1910).
371a.— u. R. SIEBECK: Über das Hämoglobin in normalen und pathologischen Zuständen. II. Teil. Sauerstoffbindungsvermögen. Dtsch. Arch. klin. Med. **99**, 130 (1910).
372. MAXCY, K. F.: Relation of nitrate nitrogen concentration in well water to occurence of methemoglobinemia. U.S. Armed Forces Med. J. **1**, 1007 — 1015 (1950).
373. MEDOVY, H.: Blue babies and well water. Mod. conc. of cardiovascul. Dis. (Roch.) **17**, 23—24 (1948).
374. — W. C. GUEST and M. VICTOR: Cyanosis in infants in rural areas (Well water methaemoglobinaemia). Canad. Med. Assoc. J. **56**, 505—508 (1947).

375. MEIER, R.: Studien über Methämoglobinbildung. VII. Mitteilung: Nitrit. Arch. exper. Path. u. Pharmakol. **110**, 241 (1925).
376. MELCOP, H. J.: Diss. Freiburg (in Vorbereitung).
377. MELDRUM, N. U., and F. J. W. ROUGHTON: Carbonic Anhydrase. Its preparation and properties. J. of Physiol. **80**, 113—142 (1934).
378. — — The state of carbon dioxide in blood. J. of Physiol. **80**, 143—170 (1934).
379. MERKELBACH, O.: Infrarot-Absorption und Infrarot-Photographie des normalen und des mit Kohlenmonoxyd (Leuchtgas) vergifteten Blutes. Schweiz. med. Wschr. **1935**, 1142.
380. MICHAELIS, L., u. Y. AIRILA: Die elektrische Ladung des Hämoglobins. Biochem. Z. **118**, 144 (1921).
381. — u. D. TAKAHASHI: Die isoelektrischen Konstanten der Blutkörperchenbestandteile und ihre Beziehungen zur Säurehämolyse. Biochem. Z. **29**. 439 (1911).
382. MILLIKAN, G. A.: The kinetics of muscle haemoglobin. Proc. Roy. Soc. (Lond.) B **120**, 366 (1936).
382a.— The role of muscle haemoglobin. J. of Physiol. **87**, 38 P (1936).
383. MINKOWSKI, A., P. BIGET, S. SAINTE ANNE-DARGASSIER et N. CAILLEBOTTE: L'anoxie des enfants nés après terme. Presse méd. **1952**, 1005.
384. MOLLISON, P. L.: Physiological jaundice of the newborn. Some new measurements of the factors concerned. Lancet **1948 I**, 513.
385. MOORE, D. H., and L. REINER: Electrophoretic and ultracentrifugal analyses of globin components. J. of Biol. Chem. **156**, 411—420 (1944).
386. MORGAN, V. E.: Studies on myoglobin. I. The solubility of myoglobin in concentrated ammonium sulfate solutions. J. of Biol. Chem. **112**, 557 (1935/36).
387. MORO, E.: Das erste Trimenon. Münch. med. Wschr. **1918**, 1147—1150.
388. MORRISON, D. B., and E. F. WILLIAMS JR.: Methemoglobin reduction by glutathione or cysteine. Science (Lancaster, Pa.) N. S. **87**, 15 (1938).
389. MORSE, MIN., D. E. CASSELS, M. HOLDER, F. NUMAJIRI and E. O'CONNELL: The position of the oxygen dissociation curve of the blood in cyanotic congenital heart disease. J. Clin. Invest. **29**, 1098 (1950).
390. — — — E. O'CONNELL and A. SWANSON: The position of the oxygen dissociation curve of the blood in normal children and adults. J. C lin.Invest. **29**, 1091 (1950).
391. MOSER: Hämoglobinkrystalle zur Unterscheidung von Menschenblut und Thierblut. Vjschr. gerichtl. Med. 3. F. **22**, 44 (1901).
392. MOSER, P.: Zur Pathologie der roten Blutzelle. Über Veränderungen der unreifen Blutzellen des primären hämolytischen Ikterus bei experimenteller Nitritvergiftung. Arch. exper. Path. u. Pharmakol. **210**, 39 (1950).
393. — Zur Wirkung von Nitrit auf rote Blutzellen des Menschen. Arch. exper. Path. u. Pharmakol. **210**, 60 (1950).
394. MUNRO, M. P., and F. L. MUNRO: The electrophoretic properties of globin from various species. J. of Biol. Chem. **150**, 427 (1943).
395. NEEL, J. V., H. A. ITANO and J. S. LAWRENCE: Two Cases of sickle cell disease presumably due to the combination of the genes for thalassaemia and sickle cell hemoglobin. Blood **8, 434** (1953).
396. NEILL, J. M., and B. HASTINGS: The influence of the tension of molecular oxygen upon certain oxidations of hemoglobin. J. of Biol. Chem. **63**, 479 (1925).
397. NICLOUX, M.: Mécanisme du passage de l'oxyde de carbone de la mère au foetus et des respirations placentaire et tissulaire. Arch. d'Obstétr. **3**, 42 (1913).

398. NICLOUX, M: Sur les combinaisons de l'hémoglobine avec les gaz: oxygène, oxyde de carbone, mélange de ces deux gaz. Bull. Soc. Chim. biol. (Paris) **1**, 114 (1919).

399. NICOLETTI, F.: Crystallisation of hemoglobin in various ages of life (ital.). Arch. Antrop. Crim. **50**, 386 (1930); Ref. Amer. J. Dis. Childr. **43**, 719 (1932).

400. NOGUCHI, M.: On the oxygen dissociation curve of haemoglobin in the umbilical blood of new-borns. Japan. J. Obstetr. **20**, 358 (1937).

401. OBRINSKY, W., M. L. DONLEY and R. W. BRAUER: Sulfobromphthalein sodium dye excretion test. Pediatr. **9**, 421 (1952).

402. OPITZ, E., u. H. SAMLERT: Über Cytochrom-c-Gehalt und Wachstumsintensität bei menschlichen Feten. Pflügers Arch. **251**, 355—368 (1949).

403. PAULING, L.: The oxygen equilibrium of hemoglobin and its structural interpretation. Proc. Nat. Acad. Sci. USA **21**, 186 (1935).

404. — The electronic structure of haemoglobin. "Haemoglobin" Symposium. London: Butterworth's Sci. Publ. 1949.

405. — H. A. ITANO, S. J. SINGER and J. C. WELLS: Sickle cell anemia, a molecular disease. Science (Lancaster, Pa.) **110**, 543 (1949).

406. PERRIER, C., et P. JANELLI: Differenze cristallografiche fra l'emoglobina dell'uomo (bianco) adulto e quella del neonato. Arch. di fisiol. **29**, 289 (1930—31).

407. PERUTZ, M. F.: Recent developments in the x-ray study of haemoglobin. "Haemoglobin" Symposium. London: Butterworth's Sci. Publ. 1949.

408. — A. M. LIQUORI and F. EIRICH: X-ray and solubility studies of the haemoglobin of sickle-cell anaemia patients. Nature (Lond.) **167**, 929—931 (1951).

408a.— and J. M. Mitchison: State of haemoglobin in sickle-cell anaemia. Nature (Lond.) **166**, 677 (1950).

409. PETERS, R. A.: Chemical nature of specific oxygen capacity in haemoglobin. J. of Physiol. **44**, 131 (1912).

410. PETERSEN, J.: Intrauterine Lebensdauer der Kinder post mortem matris. Diss. Kiel 1947.

411. v. PFAUNDLER, M.: In: Lehrbuch der Kinderheilkunde. Jena: Gustav Fischer 1941.

412. PICKUP, J. D., and J. ELELES: Cyanosis in newborn babies caused by aniline dye poisoning. Lancet **1953 II**, 118.

413. POLONOVSKI, M., et M. F. JAYLE: Sur la préparation d'une nouvelle fraction des protéines plasmatiques, l'haptoglobine. C. r. Acad. Sci. (Paris) **211**, 517—519 (1940).

414. — — Potentiel d'oxydoréduction du système hémoglobine hydroperoxyde d'éthyle. C. r. Acad. Sci. (Paris) **213**, 887—889 (1941).

415. — — Potentiel d'oxydoréduction du système méthémoglobine-hydroperoxyde d'éthyle. C. r. Acad. Sci. (Paris) **213**, 740—742 (1941).

416. PONDER, E.: La chromatographie sur papier appliquée à l'étude des protéines du serum et des globules rouges. Rev. d'Hématol. **7**, 311 (1952).

417. — and Ph. LEVINE: Fetal and adult hemoglobins in the blood of infants affected with hemolytic disease of the newborn. Blood **4**, 1264 (1949)

418. PORTER, R. R., and F. SANGER: The free amino groups of haemoglobins. Biochemic. J. **42**, 287 (1948).

419. — — The free amino groups of haemoglobins. "Haemoglobin" Symposium. London: Butterworth's Sci. Publ. 1949.

420. PRADER, A.: Zum Hämoglobin- und Cytochrom-c-Stoffwechsel bei der experimentellen Bleivergiftung. Schweiz. med. Wschr. **1948**, 272.

421. Prader, A.: Cytochrom-c-Gehalt der toxisch bedingten Fettleber. Experientia (Basel) **3**, 459 (1947).
422. Preyer, W.: Die Blutkrystalle. Jena: Mauke's Verlag 1871.
423. Putignano, T., e L. Fiore-Donati: La resistenza emoglobinica nel morbo di Cooley e forme affini. Boll. Soc. ital. biol. sper. **24**, 277 (1948).
424. Ramsey, H. J.: A comparative study of hemoglobin denaturation. J. Cell. a. Comp. Physiol. **18**, 369 (1941).
425. Ramsay, W. N. M.: Ferrihaemoglobin in normal blood. "Haemoglobin" Symposium. London: Butterworth's Sci. Publ. 1949.
426. Rau, H.: Diss. Freiburg (in Vorbereitung).
427. Rayner: Veröffentlichung 1886. Zit. nach Walliker und Baxter.
428. Redfield, A. C.: The evolution of the respiratory function of the blood. Quart. Rev. Biol. **8**, 31 (1933).
429. Reedy, M. E., St. O. Schwartz and E. B. Plattner: Anemia of the premature infant. A two-year study of the response to iron medication. J. of Pediatr. **41**, 25 (1952).
430. Reichert, B.: Meerschweinchenblutkrystalle. Arch. Anat. u. Physiol. **1852**, 71.
431. Reichert, E. T., and A. P. Brown: The differentiation and specifity of corresponding proteins and other vital substances in relation to biological classification and organic evolution: The crystallisation of hemoglobin. Carnegie Institution of Washington. Publ. Nr. 116 (1909).
432. Reid, E. W.: Osmotic pressure of solutions containing native proteids. J. of Physiol. **31**, 438 (1904).
433. — Osmotic pressure of solutions of haemoglobin. J. of Physiol. **33**, 12 (1905/1906).
443. Reiss, M., u. F. Haurowitz: Über das Verhalten junger und alter Tiere bei Erstickung. Klin. Wschr. **1929**, 743.
444. Reissmann, K. R.: Studies on the mechanism of erythropoietic stimulation in parabiotic rats during hypoxia. Blood **4**, 372 (1950).
445. Remmer, H.: Über die Reaktion des Nitrits mit Blutfarbstoff. Diss. Berlin 1945.
446. Rich, A.: Studies on the hemoglobin of Cooley's anemia and Cooley's trait. Proc. Nat. Acad. Sci. USA **38**, 187 (1952).
447. Rieders, F., and H. Brieger: Mechanism of poisoning from wax crayons J. Amer. Med. Assoc. **151**, 1490 (1953).
448. Riggs, A. F.: Sulfhydryl groups and the interaction between the hemes in hemoglobin. J. Gen. Physiol. **36**, 1 (1952).
449. Ritter, H.: Stempelfarbenvergiftung beim Säugling. Mschr. Kinderheilk. **96**, 319 (1949).
450. Robertson, H. E., and W. A. Riddell: Cyanosis of infants produced by high nitrate concentration in rural waters of Saskatchevan. Canad. J. Publ. Health **40**, 72—77 (1949).
451. Roche, J.: Essai sur la biochimie générale et comparée des pigments respiratoires. Paris: Masson et Cie. 1936.
452. — et Y. Derrien: Sur les caractères et la multiplicité des hémoglobines humaines. Rev. d'Hématol. **6**, 470—484 (1951).
453. — — Les hémoglobines humaines et les modifications physiologiques et pathologiques de leurs caractères. Sang **24**, 97 (1953).
453a. — — G. Diacono et M. Roques: Sur les hémoglobines humaines au cours des thalassémies mineure (maladie de Rietti-Greppi-Micheli) et majeure (anémie de Cooley). C. r. Soc. Biol. Paris **147**, 771 (1953).

454. Roche, J., Y. Derrien, P. Gallais et M. Roques: Sur les hémoglobines des sangs à drépanocytes (hématies en faucille ou falciformes). C. r. Soc. Biol. (Paris) **146**, 889 (1952).

455. — — et M. Moutte: Sur la spécifité des hémoglobines et sur l'existence probable de deux hémoglobines dans le sang de divers mammifères. C. r. Soc. Biol. (Paris) **135**, 1235 (1941).

456. — — et M. Roques: Sur les hémoglobines du boeuf et sur leurs transformation au cours du développement foetal et après la naissance. C. r. Soc. Biol. (Paris) **146**, 694—697 (1952).

457. — — — Sur l'hétérogénité des hémoglobines humaines chez l'adulte et le foetus. C. r. Soc. Biol. (Paris) **146**, 689 (1952).

458. — et R. Michel: Teneur en thréonine et spécifité des hémoglobines et des hémocyanines. C. r. Soc. Biol. (Paris) **141**, 303 (1947).

458a.— et Mourgue: Sur la participation de la leucine et de la valine à la spécifité des hémoglobines. C. r. Soc. Biol. (Paris) **138**, 614 (1944).

459. Rodeck, H., u. H. Westhaus: Die Anilinvergiftung durch Wäschetinten und Stempelfarben bei Säuglingen. Ein Bericht an Hand einer Gruppenvergiftung von 41 Säuglingen. Arch. Kinderheilk. **145**, 77 (1952).

460. Roe, H. E.: Methemoglobinemia following the administration of bismuth subnitrate. Report of a fatal case. J. Amer. Med. Assoc. **101**, 352—354 (1933).

461. Rohrbach, F.: Über einen Fall einer Methämoglobinvergiftung. Österr. Z. Kinderheilk. **2**, 296—299 (1949).

462. Roos, J., and C. Romijn: Some conditions of foetal respiration in the cow. J. of Physiol. **92**, 249—267 (1938).

463. Roques, M., et S. D. Prailaune: Résistance à la dénaturation alcaline et modifications de structure des hémoglobines humaines. C. r. Soc. Biol. Paris **147**, 789 (1953).

464. Ross, W. F.: The heme-globin linkage of hemoglobin. I. The course of the pancreatic digestion of oxyhemoglobin and of carboxyhemoglobin. J. of Biol. Chem. **127**, 169 (1939).

465. Rossi, A.: Sulla costituzione chimica della mioglobina. Arch. Sci. biol. (ital.) **26**, 244 (1940).

466. Rossier, A., et L. Potiron: L'anémie des prématurés. Son traitemant préventif par les transfusions de sang précoces et répétées. Arch. franç. Pédiatr. **9**, 113 (1952).

467. Roughton, F. J. W.: The kinetics of the reaction $CO + O_2Hb \rightleftarrows O_2 + COHb$ in human blood at body temperature. Amer. J. Physiol. **143**, 609 (1945).

468. — The average time spent by the blood in the human lung capillary and its relation to the rates of CO uptake and elimination in man. Amer. J. Physiol. **143**, 621 (1945).

469. — The intermediate compound hypothesis in relation to the equilibrium and kinetics of the reaction of haemoglobin with oxygen and carbonmonoxide. "Haemoglobin" Symposium. London: Butterworth's Sci. Publ. 1949.

470. — R. C. Darling and W. S. Root: Factors effecting the determination of oxygen capacity, content and pressure in human arterial blood. Amer. J. Physiol. **142**, 708—720 (1944).

471. — J. W. Legge and P. Nicolson: The kinetics of haemoglobin in solution and in the red blood corpuscle. "Haemoglobin" Symposium. London: Butterworth's Sci. Publ. 1949.

472. Ruff, S., H. Fedtke u. R. Ammon: Der Einfluß des Cytochroms c auf das anoxämische menschliche EKG. Z. Kreislaufforsch. **39**, 146—150 (1950).

473. RUHENSTROTH-BAUER, G.: Über die Steuerung der Erythrocytenkonzentration im Blut. Verh. dtsch. Ges. inn. Med. **58**, 771 (1952).

474. RUNGE, H.: Über einige besondere Merkmale der übertragenen Frucht. Zbl. Gynäk. **66**, 1202 (1942).

475. SANSONE, G.: La cromatografia su carta dei vari tipi di emoglobina. Minerva pediatr. (Torino) **3**, 753 (1952).

476. — Presentazione di un caso di malattia di COOLEY in lattante di 9 mesi. Considerazioni sul significato diagnostico del tipo di emoglobina. Minerva pediatr. (Torino) **3**, 734 (1952).

477. — e F. CUSMANO: Prime ricerche cromatografiche su emoglobina di tipo adulto e di tipo fetale in bambini normali e affetti da malattia di COOLEY. Boll. Soc. ital. Biol. sper. **26**, Fasc. 8, 1 (1950).

478. — e P. DURAND: Sulle proprietà antigeni dei vari tipi di emoglobina e sulla possibilità di applicazione alla diagnosi delle differenti forme di talassemia. Minerva pediatr. (Torino) **3**, 746 (1952).

479. SAVELSBERG, W., J. HARZHEIM u. W. KÜNZER: Fetales Hämoglobin und photometrische Hämoglobinbestimmung. Klin. Wschr. **29**, 479 (1951).

480. SCHÄFER, K. H.: Eisenstoffwechsel. Mschr. Kinderheilk. **97**, 142 (1949).

481. — Anämisierung und Icterus simplex des Neugeborenen. Mschr. Kinderheilk. **98**, 154 (1950).

481a.— Der Eisenstoffwechsel des wachsenden Organismus. Erg. inn. Med. N. F. **4**, 706 (1953).

482. SCHAPIRA, G., J. C. DREYFUS et J. KRUH: Application de la méthode des dilutions isotopiques a l'étude de la spécifité les protéines. C. r. Acad. Sci. (Paris) **228**, 1824 (1949).

483. — — — Métabolisme different de deux hémoglobines chez un même animal adulte étudié à l'aide du fer radioactif. C. r. Acad. Sci. (Paris) **230**, 1618 bis 1620 (1950).

484. — — — Recherches sur la biochimie de l'hémoglobine à l'aide du fer radioactif. I. Bull. Soc. Chim. biol. (Paris) **33**, 812 (1951).

485. — — — Physiopathologie de l'hémoglobine et du globule rouge étudiée à l'aide du fer radioactif. Presse méd. **61**, 139 (1953).

486. — et J. KRUH: Spécifité des hémoglobines et «maladies moléculaires». Expos. Ann. Biochim. méd. **13**, 285 (1951).

487. — — A. BUSSARD et J. C. DREYFUS: Recherches sur la biochimie de l'hémoglobine à l'aide du fer radioactif. II. Bull. Soc. Chim. biol. (Paris) **33**, 822 (1951).

488. SCHENK, E. G.: Untersuchungen über das Globin bei Tieren, gesunden und kranken Menschen. Arch. exper. Path. u. Pharmakol. **150**, 160 (1930).

489. SCHIEDT, N.: Zur Infrarot-Spektroskopie von Aminosäuren. Z. Naturforsch. 8 b, 66 (1953).

490. SCHMIDT, H., W. STICH u. F. KLUGE: Zur Klinik der Nitritvergiftung. Dtsch. med. Wschr. **1949**, 961.

491. SCHMIDT, O.: Untersuchungen über das Hämoglobin-Methämoglobin-Redoxsystem. Biochem. Z. **296**, 210 (1938).

492. SCHNEIDER, D., W. KÜNZER u. E. AMBS: Hämiglobingehalt der Erythrocyten und Blutmauserung. Z. exp. Akad. **122**, 90 (1953).

493. SCHÖNBEIN, C. F.: Chemische Mitteilungen 2. J. prakt. Chem. **75**, 78 (1858).

494. SCHÖNBERGER, S.: Über die Lichtbrechung der Hämoglobine verschiedener Tiere. Biochem. Z. **267**, 57 (1933).

495. Schroeder, W. A., L. M. Kay and J. C. Wells: Amino acid composition of hemoglobins of normal negroes and sickle-cell anemics. J. of Biol. Chem. **187**, 221 (1950).
496. Schulz, F. N.: Der Eiweißkörper des Hämoglobins. Z. physiol. Chem. **24**, 449 (1898).
497. Schuurmans-Stekhoven: Zit. nach van Klaveren.
498. Schwarzacher, W.: Über das optische Verhalten des Kohlenoxydhämoglobins im Infrarot. Wien. med. Wschr. **1952**, 685.
499. Schwartz, A. S., and E. J. Rector: Methemoglobinemia of unknown origin in a two week old infant. Amer. J. Dis. Childr. **60**, 652 (1940).
500. Scott, E. P.: Cyanosis caused by methemoglobinemia. Amer. J. Dis. Childr. **78**, 77—79 (1949).
501. Seelemann, K.: Untersuchungen zum Umbau der Erythropoese beim Neugeborenen. 53. Tg. Dtsch. Ges. Kinderheilk. Bad Kissingen 1953.
502. Seifert, P.: Kohlenoxydvergiftung und Schwangerschaft. Zbl. Gynäk. **74**, 895—900 (1952).
503. Serke, U.: Die Resistenz des Hämoglobins gegen Natronlauge beim Icterus neonatorum. Z. ges. inn. Med. **5**, 53 (1950).
504. Sidwell, A. E. jr., R. H. Munch, E. S. Guzman Barron and T. R. Hogness: The salt effect on the hemoglobin-oxygen equilibrium. J. of Biol. Chem. **123**, 335 (1938).
505. Simonovits, S.: Über die optische Aktivität des Hämoglobins. Biochem. Z. **233**, 447 (1931).
506. Singer, K., A. J. Chernoff and L. Singer: Studies on abnormal hemoglobins. I. and II. Blood **6**, 413, 429 (1951).
506a. — — Studies on abnormal hemoglobins. III. Blood **7**, 47 (1952).
507. — and B. Fisher: Studies on abnormal hemoglobins. V. Blood **7**, 1216 (1952).
507a. — — Studies on abnormal hemoglobins. VI. Blood **8**, 270 (1953).
508. Sinios, A.: Anilin-Vergiftung bei Säuglingen. Med. Klin. **1949**, **114**.
509. Spaet, T. H.: Identification of abnormal hemoglobins by means of paper electrophoresis. J. Labor. a. Clin. Med. **41**, 161 (1953).
510. Spicer, S. S.: Species differences in susceptibility to methemoglobin formation. J. of Pharmacol. **99**, 185—194 (1950).
511. — and H. Reynolds: Individual and age variation in methemoglobin formation and reduction in rabbit erythrocytes. Amer. J. Physiol. **159**, 47—56 (1949).
512. — J. G. Wooley and V. Kessler: Ergothioneine depletion in rabbit erythrocytes and its effect on methemoglobin formation and reversion. Proc. Soc. Exper. Biol. a. Med. **77**, 418—420 (1951).
513. Stadie, W. C., and H. O'Brien: The carbamate equilibrium II. The equilibrium of oxyhemoglobin and reduced hemoglobin. J. of Biol. Chem. **117**, 439 (1937).
513a. — and E. C. Ross: Studies on the oxygen-, acid- and base-combining properties of blood. J. of Biol. Chem. **68**, 229 (1926).
514. Stafford, G. E.: Methemoglobinemia in infants from water containing high concentrations of nitrates. Nebraska State Med. J. **32**, 392—394 (1947).
515. Stary, Z., u. S. Tekman: Über Verschiedenheiten in der Fällbarkeit von CO-Hämoglobin und O_2-Hämoglobin durch kationische Detergentien. Tip Mecmuasi **14**, 18—32 (1951) (türk.).
516. Statement concerning a system of nomenclature for the varieties of human hemoglobin. Blood 8, 386 (1953).

517. Stieglitz, E. J., and A. E. Palmer: The blood nitrite. Arch. Int. Med. **59**, 620 (1937).

518. Stokes, G. G.: On the reduction and oxidation of the colouring matter of the blood. Proc. Roy. Soc. (Lond.) **13**, 355 (1863/64).

519. Sturgeon, Ph., A. A. Itano and W. N. Valentine: Chronic hemolytic anemia associated with thalassemia and sickling traits. Blood **7**, 350 (1952).

520. Svedberg, T.: Sedimentation constants, molecular weights, and isoelectric points of the respiratory proteins. J. of Biol. Chem. **103**, 311 (1933).

521. — and R. Fåhraeus: A new method for the determination of the molecular weight of the proteins. J. Amer. Chem. Soc. **48**, 430 (1926).

522. Theorell, H.: The hemin-protein linkage in hemoglobin and in horse radish peroxidase. Ark. Kemi (Stockh.) **16** A, Nr. 14 (1943).

523. Thomas, J. A., et A. Blanc: Le rôle de facteurs chimiques sur l'oxygénation de l'hémoglobine: action de la cystine. C. r. Acad. Sci. (Paris) **234**, 992—994 (1952).

524. Thomsen: Nitrobenzolvergiftung bei Säuglingen. Münch. med. Wschr. **1921**, 399.

525. Thomsen, O.: Untersuchungen über die Blutanaphylaxie und die Möglichkeit ihrer Anwendung in der Gerichtsmedizin. Z. Immunitätsforsch. Orig. **3**, 539—557 (1909).

526. Timar, E.: Über den Schwefelgehalt des Hämoglobins im Blute rassereiner Hunde und einiger seltener untersuchter Tierarten. Biochem. Z. **202**, 365 (1928).

527. Tinsley, J. C. jr., C. V. Moore, R. Dubach, V. Minnich and M. Grinstein: The role of oxygen in the regulation of erythropoiesis. Depression of the rate of delivery of new red cells to the blood by high concentrations of inspired oxygen. J. Clin. Invest. **28**, 1544 (1949).

528. Tristram, G. R.: The animo-acid composition of the haemoglobins of the blood and muscle of the horse. "Haemoglobin" Symposium. London: Butterworth's Sci. Publ. 1949.

529. Trought, H.: The specifity of haemoglobins including embryonic haemoglobin. Arch. Dis. Childh. **7**, 259 (1932).

530. Vahlquist, B.: Das Serumeisen. Eine pädiatrisch-klinische und experimentelle Studie. Acta paediatr. (Stockh.) **28**, Suppl. 5 (1941).

531. Valer, J.: Über den verschiedenen Schwefelgehalt der Hämoglobine verschiedenen Ursprungs. Biochem. Z. **190**, 444 (1927).

532. Vars, H. M., and G. E. Boxer: Modified Globin. II. J. Labor. a. Clin. Med. **39**, 743 (1952).

533. Vecchio, F.: Sulla resistenza dell' emoglobina alla denaturazione alkalina negli ammalati di anemia di Cooley e nei loro familiari. Progr. med. Napoli **4**, 201 (1948).

534. — et E. Barbagello: Ricerche sierologiche sul potere antigene di taluni tipi di emoglobina umana normali e patologici. Pediatria (Napoli) **58**, 481 (1950).

535. von Végle, L., u. W. Michaelis: Die kindliche Geburtsprognose bei längerdauernden Schwangerschaften. Geburtsh. u. Frauenheilk. **10**, 931 (1950).

536. Vickery, H. B., and A. White: Proportion of cystine yielded by hemoglobins of the horse, dog and sheep. Proc. Soc. Exper. Biol. a. Med. **31**, 6 (1933/34).

537. Vlès, F.: Notes sur les constantes optiques des hémoglobines. Arch. Physique biol. I, H 1 (1921).

537a.— Notes sur les propriétés spectrales de l'hémoglobine des annélides. Arch. Physique biol. **2**, H. 6 (1923).

538. WAISMAN, H. A., J. A. BAIN, J. B. RICHMOND and F. A. MUNSEY: Laboratory and clinical studies in congenital methemoglobinemia. Pediatrics **10**, 293 (1952).

539. WALDSCHMIDT-LEITZ, E.: Chemie der Eiweißkörper. Stuttgart: F. Enke 1950.

540. WALKER, J., and E. P. N. TURNBULL: Haemoglobin and red cells in the human foetus and their relation to the oxygen content of the blood in the vessels of the umbilical cord. Lancet **1953** II, 312.

541. WALLACE, W.: Methemoglobinemia in an infant as a result of the administration of bismuth subnitrate (Clinical notes, suggestions and new instruments). J. Amer. Med. Assoc. **133**, 1280—1281 (1947).

542. WALLIKER, G. W., and F. H. BAXTER: Methemoglobinemia: a cause of cyanosis in infants and children. Arch. of Pediatr. **66**, 143—156 (1949).

543. WANG, S. J., H. WIRZ u. F. VERZÁR: Die O_2-Sättigung des arteriellen Blutes bei Mensch und Kaninchen auf 1800 m ü. M. und ihr Zusammenhang mit der Erythrocytenzunahme. Schweiz. med. Wschr. **1951**, 82.

544. WARBURG, O., F. KUBOWITZ u. W. CHRISTIAN: Kohlenhydratverbrennung durch Methämoglobin (Über den Mechanismus einer Methylenblaukatalyse). Biochem. Z. **221**, 494 (1930).

545. WEART, J. G.: Effects of nitrates in rural water supplies on infant health. Illinois Med. J. **93**, 131 (1948).

546. WEECH, A. A.: Genesis of physiological hyperbilirubinemia. Adv. in Pediatrics **2**, 346 (1947).

547. WELKER, W. H., and J. MARSHALL: The precipitation of enzymes from their solutions by moist aluminium hydroxide. J. Amer. Chem. Soc. **35**, 822 (1913).

548. — and C. S. WILLIAMSON: Hemoglobin. I. Optical constants. J. of Biol. Chem. **41**, 75 (1920).

549. WENDEL, W. B.: Catalytic reduction of methemoglobin to hemoglobin by methylene blue. J. of Biol. Chem. **123**, CXXIV (Proc.) (1938).

550. WHITE, F. D., G. E. DELORY and L. G. ISRAELS: The haemoglobins of the foetus and newborn. Canad. J. Res. (Sect. E) **28**, 231—237 (1950).

551. WILLSTÄTTER, R., u. H. KRAUT: Über ein Tonerde-Gel von der Formel $Al(OH)_3$. (II. Mitteilung über Hydrate und Hydrogele.) Ber. chem. Ges. **56**, I 1117 (1923).

552. — u. A. POLLINGER: Über die peroxydatische Wirkung der Oxyhämoglobine. Z. physiol. Chem. **130**, 281—301 (1923).

553. — u. H. WEBER: Zur quantitativen Bestimmung der Peroxydase. Liebigs Ann. **449**, 156 (1926).

554. — — Über Hemmung der Peroxydase durch Hydroperoxyd. Liebigs Ann. **449**, 175 (1926).

555. WUNDT, N.: Beitrag zur Frage der Hämoglobinresistenz. Z. Kinderheilk. **43**, 297 (1927).

556. WYMAN, J. JR.: An analysis of the titration data of oxyhemoglobin of the horse by a thermal method. J. of Biol. Chem. **127**, 1 (1939).

557. — Relation of physiological function and molecular structure in hemoglobin. Federat. Proc. **7**, 502 (1948).

558. — Some physico-chemical evidence regarding the structure of haemoglobin. „Haemoglobin" Symposium. London: Butterworth's Sci. Publ. 1949.

559. — J. A. RAFFERTY and E. N. INGALLS: Solubility of adult and fetal carbonylhemoglobin of the cow. J. of Biol. Chem. **153**, 275—284 (1944).

560. YLLPÖ, A.: Icterus neonatorum (incl. I. n. gravis) und Gallenfarbstoffsekretion beim Foetus und Neugeborenen. Z. Kinderheilk. **9**, 208 (1913).

561. ZEILE, K., u. W. SIEDEL: Pyrrolfarbstoffe. In: B. FLASCHENTRÄGER, E. LEHNARTZ: Physiol. Chemie. I. Die Stoffe. Berlin-Göttingen-Heidelberg: Springer-Verlag 1951.
562. ZEISEL, H.: Das fetale Hämoglobin bei Frühgeburten. Z. Kinderheilk. **70**. 190—204 (1951).
563. VON ZEYNEK, R.: Neue Beobachtungen und Versuche über das Methämoglobin und seine Bildungsweise. Arch. Anat. u. Physiol., Physiol. Abt. **1899**, 460—490.
564. — Über krystallisiertes Cyanhämoglobin. Z. physiol. Chem. **33**, 426—450 (1901).
565. ZIEMKE, E.: Über die ungleiche Resistenz des Blutfarbstoffes verschiedener Tiere gegen Alkalien und eine hierauf begründete Methode zur Unterscheidung von Menschen- und Tierblut. Vjschr. gerichtl. Med. 3. F. **22**, 77 (1901).
566. ZINOFFSKY, O.: Ueber die Größe des Hämoglobinmolecüls. Z. physiol. Chem, **10**, 16 (1886).
567. ZINSSER, H. H.: Electrophoretic studies on human hemoglobin in the premature and new-born. Arch. of Biochem. **38**, 195—205 (1952).
568. — and YOU-CHI TANG: x-Ray observations on single crystals of carbonmonoxyhemoglobin from human fetal blood. Arch. of Biochem. **34**, 81 (1951).
569. ZIPF, H. F.: Über die Wirkung von Plasma, Serum und Mellanby-Thrombin auf die Hämiglobinbildung nach Hämolyse. Arch. exper. Path. u. Pharmakol. **206**, 225 (1949).
570. ZUNTZ, N.: Ueber die Respiration des Säugethier-Foetus. Pflügers Arch. **14**, 605 (1877).
571. ZWEIFEL: Die Respiration des Fötus. Arch. Gynäk. **9**, 291 (1876).

Sachverzeichnis.

Biologische Daten für den Kinderarzt.

Grundzüge einer Biologie des Kindesalters.

Zweite Auflage: Neubearbeitet von **A. Adam, J. Becker, W. Bolt, W. Brenner, J. Brock, K. Gaede, R. Garsche, H. Hungerland, K. Klinke, H. U. Köttgen, W. Künzer, W. Lenz, L. Ludwig, H. Opitz, A. Peiper, H. Plückthun, E. Püschel, B. de Rudder, L. Sauer, K.-H. Schäfer, K. Schreier, J. Ströder, H. Stutte, E. Thomas, H. Weicker, J. Wolff.** Herausgegeben von Professor Dr. med. **Joachim Brock**, Ärztlicher Direktor des Kinderkrankenhauses Rothenburgsort in Hamburg. In zwei Bänden.

Die beiden Bände werden nur zusammen abgegeben.

Erster Band: Mit 78 Textabbildungen. XIX, 651 Seiten Gr. -8°. 1954.
Unter der Presse.

Inhaltsübersicht: Wachstum: Körpergewicht und Körperlänge. Proportionen. Habitus. Von W. Lenz, Hamburg-Eppendorf. — Das Skeletsystem. Von W. Lenz, Hamburg-Eppendorf. — Das Blut. A. Das Blut (hämatologisch betrachtet). Von H. Opitz und H. Weicker, Heidelberg. B. Die Plasmaeiweißkörper. Von H. Opitz und H. Plückthun, Heidelberg. C. Blutgruppen und Blutfaktoren. Von J. Wolff, Duisburg. Anhang: Die für das Blut wichtigsten Mineralien und ihr Stoffwechsel. A. Der Eisenstoffwechsel. Von K.-H. Schäfer, Hamburg-Eppendorf. B. Der Kupferstoffwechsel. Von W. Brenner, Bonn. C. Der Kobaltstoffwechsel. Von W. Brenner, Bonn. — Kreislauf. Von U. Köttgen, Mainz, und W. Bolt, Köln-Lindenthal. — Atmungsapparat. Von J. Brock, Hamburg, und E. Püschel, Bochum. — Ernährung (Nahrungsbestandteile und praktische Grundlagen der Ernährung). Von A. Adam, Erlangen. — Verdauung und Darmbakterien. Von A. Adam, Erlangen.

Zweiter Band: Unter der Presse.

Inhaltsübersicht: Stoffwechsel (chemisch). A. Eiweißstoffwechsel. Von J. Brock und L. Ludwig, Hamburg. B. Kohlenhydratstoffwechsel. Von K. Gaede, Hamburg. C. Fettstoffwechsel. Von K. Gaede, Hamburg. D. Mineralstoffwechsel. Von K. Klinke, Düsseldorf. Anhang: Biochemie der Körpersäfte. Von K. Schreier, Heidelberg. — Harnsystem. Von H. Hungerland, Gießen. — Stoffwechsel (physikalisch). A. Kraftwechsel. Von W. Künzer, Würzburg. B. Wärmehaushalt. Von J. Ströder, Würzburg. C. Wasserwechsel. Von H. Hungerland, Gießen. D. Säure-Basen-Stoffwechsel. Von H. Hungerland, Gießen. — Innere Sekretion. Von E. Thomas, Duisburg. — Nervensystem. Von A. Peiper, Leipzig. Anhang: A. Der Liquor cerebrospinalis. Von L. Sauer, Hamburg. B. Elektroencephalographie. Von R. Garsche, Kiel. — Hypothalamus und vegetatives Nervensystem. Von E. Thomas, Duisburg. — Psychologie des Kindesalters. Von H. Stutte, Marburg. — Haut. Von J. Becker, Bonn. — Infektionsabwehr im Kindesalter. Von B. de Rudder, Frankfurt a. M. — Statistik. Von B. de Rudder, Frankfurt a. M.

Ergebnisse der inneren Medizin und Kinderheilkunde.

Herausgegeben von Professor Dr. L. **Heilmeyer**-Freiburg i. Br., Professor Dr. A. **Schittenhelm**-Rottach a. Tegernsee, Professor Dr. R. **Schoen**-Göttingen, Professor Dr. E. **Glanzmann**-Bern, Professor Dr. B. **de Rudder**-Frankfurt a. M. Neue Folge.

Erster Band: Mit 123 Abbildungen. III, 495 Seiten Gr.-8°. 1949. DM 36.—

Zweiter Band: Mit 236 Abbildungen. III, 857 Seiten Gr.-8°. 1951. DM 76.—; Ganzleinen DM 80.—

Dritter Band: Mit 261 Abbildungen. III, 885 Seiten Gr.-8°. 1952. DM 94.—; Ganzleinen DM 98.70

Inhaltsverzeichnis: **Die Sympathektomie beim Hochdruck und ihre Ergebnisse.** Von R. Zenker-Marburg/L., H. Sarre-Freiburg i. Br., K. H. Pfeffer-Mannheim, H. H. Löhr-Marburg/L., unter Mitarbeit von E. Koppermann und P. Wisser. — **Interne Klinik der Herzsteckschüsse.** Von W. Amelung-Königstein/Taunus und H. Luther-Frankfurt a. M. Mit einem Anhang: **Die Operationsverfahren beim Herzsteckschuß.** Von H. H. Westermann-Frankfurt a. M.-Hanau. — **Die Therapie der Endocarditis lenta und ihre Grundlagen.** Von E. Fritze-Göttingen. — **Polyostotische fibröse Dysplasie.** Von F. Boenheim-Leipzig und Th. H. McGavack-New York.— **Die Ostitis deformans Paget unter Berücksichtigung ihrer Vererbung.** Von W. Stemmermann-Nürnberg. — **Die Pathophysiologie des Diabetes mellitus.** Von F. X. Hausberger-Philadelphia. — **Neues vom Cholesterinstoffwechsel.** Von G. Schettler-Marburg/L. — **Die klinischen Verlaufsformen der Pyelonephritis.** Von H. Berning und R. Prévôt-Hamburg. — **Das Retothelsarkom und die Retothelsarkomatose.** Von E. Mundt-Bonn. — **Die akute Erythroleukämie.** Von H.-G. Harwerth-Freiburg i. Br. — **Die Phonokardiographie, ihre Bedeutung für die sinnesphysiologischen Grundlagen der Herzauskultation und ihre diagnostische Verwendung.** Von K. Holldack-Heidelberg. — **Die Prognose des Coma diabeticum. Ein Sofort-Severitätsindex.** Von A. F. Essellier, R. L. Jeanneret und B. J. Koszewski-Zürich. — **Die fetalen Erythroblastosen und der Rhesusfaktor.** Von L. Ballowitz-Berlin. — **Toxoplasmosis. Mit besonderer Berücksichtigung der Embryopathia toxoplasmotica.** Von F. Bamatter-Genf. — Namen- und Sachverzeichnis.

Vierter Band: Mit 306 Abbildungen. IV, 1137 Seiten Gr.-8°. 1953. DM 168.—; Ganzleinen DM 173.—

Inhaltsverzeichnis: **Über die dritte Phase der Blutgerinnung und über die Funktion der Strukturelemente der Thrombocyten.** Von A. Fonio-Bern. — **Das Problem der Pathogenität von Escherichia coli im Säuglingsalter.** Von O. H. Braun-Heidelberg. — **Die pathogenetische Bedeutung der Allergie für Blut- und Knochenmarksschäden.** Von P. Petrides-Düsseldorf. — **Die Panmyelophthise und verwandte Zustände der Knochenmarksinsuffizienz.** Von K. H. Butzengeiger-Mülheim/Ruhr. — **Kinder diabetischer Mütter.** Von J. B. Mayer-Homburg/Saar. — **Das Syndrom Mauriac (Diabetes im Kindesalter mit sekundärer Glykogenose).** Von A. Windorfer-Stuttgart. — **Die Klinik der Capillarfunktionen.** Von H. Küchmeister-Hamburg. — **Die kongenitalen Mißbildungen am venösen Anteil des Herzens.** Von A. Schaede-Bonn. — **Zur funktionellen Analyse der Leistungsfähigkeit des gesunden und kranken Herzens unter Arbeit.** Von H. C. Landen-Düsseldorf. — **Niere und Sepsis lenta.** Von G. Heuchel-Jena. — **Die Autoallergie in der Pathogenese der diffusen Glomerulonephritis.** Von E. F. Pfeiffer und H. E. Bruch-Frankfurt/Main. — **Der Eisenstoffwechsel des wachsenden Organismus.** Von K. H. Schäfer-Hamburg. — **Die Bedeutung des Kupfers in Biologie und Pathologie unter besonderer Berücksichtigung des wachsenden Organismus.** Von W. Brenner-Bonn. — **Pathophysiologie, Klinik und Behandlung der Hypophysenadenome.** Von K. Oberdisse-Bochum-Langendreer und W. Tönnis-Köln. — Namen- und Sachverzeichnis.